W0179935

Franz Joseph Freisleder
mit Harald Hordych
ANDERS ALS DIE ANDEREN

Franz Joseph Freisleder
mit Harald Hordych

ANDERS ALS DIE ANDEREN

Was die Seele unserer Kinder
krank macht

Piper München Zürich

Für unsere Kinder
Anna, Florian, Franziska, Julia und Paul

Inhalt

Jedem Kind seine Chance geben

Seit 28 Jahren arbeite ich als Kinder- und Jugendpsychiater. Fast drei Jahrzehnte also, in denen ich einer großen Zahl von problembeladenen Kindern, Jugendlichen* und ihren Eltern begegnet bin. Die Erfahrungen, die ich dabei gemacht habe, möchte ich in diesem Buch gerne weitergeben.

Dabei will ich zunächst betonen, dass jedes Kind – egal wie geliebt, behütet und glücklich es aufwächst – an einer psychischen Störung erkranken kann. So dramatisch es klingt: Tatsächlich kann es jedes Kind treffen. Dies festzustellen bedeutet nicht, die Eltern aus der Verantwortung zu entlassen. Aber es liegt nicht nur an der »Erziehung«, wenn ein Kind seelisch erkrankt. Genetische und hirnorganische Faktoren können als Ursache oder Auslöser für eine Erkrankung eine ebenso wichtige Rolle spielen wie gesellschaftliche und soziale Aspekte.

In jedem Fall kann eine psychische Störung eine ernsthafte Gefahr für die weitere Entwicklung des Kindes darstellen. Zumeist verschwindet die Störung auch nicht von selbst wie ein Husten oder Schnupfen. Wir, die Ärzte

---

* Als Kinder gelten die noch nicht 14-, als Jugendliche die noch nicht 18-Jährigen.

und Psychotherapeuten, sehen unsere Aufgabe daher darin, das Kind unter Einbeziehung seiner Familie mit den bestmöglichen therapeutischen Mitteln zu behandeln und zu begleiten. Nicht immer kann eine Heilung gelingen, aber sehr oft gibt es gute Gründe dafür, mit einer Besserung oder zumindest einer Stabilisierung des Krankheitsbildes zu rechnen. Egal, wie aussichtsreich sich für mich eine Krankheitsperspektive darstellt, versuche ich immer, im Umgang mit meinen Patienten zuversichtlich zu bleiben und mich zum Prinzip Hoffnung zu bekennen.

Zudem habe ich in meinem Beruf festgestellt, dass bei einem Kind oder einem Jugendlichen nicht jede psychische Auffälligkeit, von der mir besorgte Eltern berichten, einen Krankheitswert im engeren Sinn besitzen muss. Vielmehr kann das auffällige Verhalten auch vorübergehender Ausdruck einer schwierigen Entwicklungsphase sein und sich durch geeignete Beratung, emotionale Unterstützung oder sogar spontan wieder zurückbilden. Und vor allem habe ich gelernt, dass selbst Patienten mit schweren chronischen Erkrankungen trotz ihrer Handicaps und Defizite nahezu immer auch über wertvolle Ressourcen verfügen, aus denen sie – manchmal ganz überraschend – schöpfen und damit ihre Umgebung bereichern, ja beglücken können. Genau diese Potenziale zu erkennen und zu fördern ist eine besondere Chance unseres Berufs.

»Anders als die anderen« will daher allen, die mit Kindern und Jugendlichen leben, einen Einblick in die Welt der erkrankten kindlichen Seele geben: Es will sensibilisieren für die Gefährdungen, denen sie ausgesetzt ist. Aber es will vor allem dazu ermutigen, die Chancen zu erkennen, die jedes Kind hat. Denn wer immer nur ängstlich auf die Risiken blickt, übersieht vielleicht die Entwicklungsmöglichkeiten, die sich trotz allem eröffnen.

Aus diesem Blickwinkel erzählt das Buch Geschichten von Kindern und Jugendlichen, deren Seele krank ist und die unsere Unterstützung brauchen. Es erzählt, wie versucht wurde, ihnen zu helfen, und welche Erfolge dabei erzielt wurden. All diesen Geschichten ist gemeinsam, dass wir sie erfunden haben. Wir, das sind der Journalist Harald Hordych und ich, der Kinder- und Jugendpsychiater. Wir präsentieren sie als Modelle, weil wir die konkreten Fälle, die ich erlebt habe, nicht erzählen dürfen. Zu groß ist die Gefahr, dass der Schutz des Patienten nicht gewährleistet ist. So hilfreich es wäre, wenn andere Betroffene anhand tatsächlicher Ereignisse erkennen könnten, dass es Menschen gelungen ist, diese Erkrankungen zu überwinden – so unmöglich ist es doch, diese Wirklichkeit eins zu eins abzubilden.

Hinter jeder dieser Geschichten aber verbirgt sich eine Reihe von Fällen, die sich im Wesentlichen so abgespielt haben. Die erfundene Geschichte hätte also genauso verlaufen können, weil viele Fälle so oder sehr ähnlich verlaufen sind.

Dabei muss ich an meine tägliche Arbeit in der Klinik denken: An jedem Morgen unter der Woche treffen sich die Ärzte, Psychologen und anderen Therapeuten des Münchner Heckscher-Klinikums in der großen Bibliothek zur Morgenkonferenz. Dann erfahren wir jedes Mal Geschichten von jungen Patienten: Geschichten von Kindern und Jugendlichen, die am Vortag oder während der Nacht wegen einer seelischen Notlage in die Kinder- und Jugendpsychiatrie gekommen sind und hier Rat und Hilfe suchen. Einige von ihnen werden stationär aufgenommen: für ein paar Tage oder für mehrere Wochen. Andere werden nur ambulant versorgt oder an eine Jugendschutzstelle weitervermittelt.

Die diensthabenden Ärztinnen und Ärzte berichten bei dieser Gelegenheit von Fällen, die auch die erfahreneren Teilnehmer der Runde sehr bewegen. Wir hören zum Beispiel Berichte über Jungen und Mädchen, die in scheinbar auswegloser Lage einen Suizidversuch begangen haben – manchmal ist es nicht der erste. Oder über einen aggressiven Jugendlichen, der im Alkoholrausch schon wieder seine Eltern und Geschwister attackiert und deshalb das Eingreifen der Polizei erforderlich gemacht hat. Manchmal sind es zehn bis 15 Notfälle innerhalb von 24 Stunden, die in der Klinik mit ihrem großen Versorgungsgebiet Oberbayern zur raschen psychiatrischen Abklärung und Behandlung vorgestellt werden.

Wir hören in der Morgenrunde auch von Kindern, die von unseren Ambulanzärzten schon seit Längerem behandelt wurden und am Vortag nach einer mehrwöchigen Wartezeit auf einen frei gewordenen Behandlungsplatz stationär aufgenommen werden konnten. Von einer 16-jährigen Gymnasiastin etwa, die trotz intensiver ambulanter Therapiemaßnahmen ihre Magersucht zu Hause nicht in den Griff bekommt. Von einem 14-jährigen Mittelschüler, der sich seit über einem Jahr so sehr in seine Zwangssymptomatik verstrickt hat, dass er nun schon seit drei Monaten nicht mehr die Schule besuchen kann – jetzt endlich sind seine Eltern und er selbst zu einer Klinikaufnahme bereit. Oder wir erfahren von der Tagesklinikärztin die Vorgeschichte eines 9-jährigen Buben, der am vergangenen Tag wegen einer schweren Aufmerksamkeitsdefizit-Hyperaktivitätsstörung (ADHS) vermutlich für mehrere Wochen teilstationär, also untertags von Montag bis Freitag, aufgenommen worden ist.

Es sind aber nicht nur kurze Vorstellungsberichte über Kinder und Jugendliche, die gerade wegen ihrer psychischen Störung in unserer Klinik neu aufgenommen werden mussten. Ebenso kommen viele am Anfang ihrer stationären Behandlung noch besonders problematisch erscheinende Patienten zur Sprache, die nach einer erfolgreichen Therapie weitgehend geheilt, in einem erfreulich gebesserten Zustand oder zumindest stabilisiert unser Haus wieder verlassen.

Einmal in der Woche diskutieren wir in unserer morgendlichen Konferenzrunde auch einen besonders komplexen Fall. Alle an der Therapie Beteiligten reflektieren den bisherigen Behandlungsverlauf, machen sich Gedanken über die diagnostische Einschätzung und das weitere therapeutische Vorgehen in der Klinik. Und wenn sich der junge Patient dafür eignet und auch dazu bereit ist, bitten wir ihn persönlich in unsere Runde. Dann erzählt er uns seine Geschichte – so wie er sie selbst erlebt und empfunden hat. Auch diese Situationen, in denen nicht nur *über*, sondern *mit* dem Kind gesprochen wird, sind für alle oft sehr berührend und bereichernd.

In diesem Morgenkreis geht es also darum, das Kind in seiner ganzen Persönlichkeit, mit all seinen Nöten und Problemen zu sehen und wahrzunehmen. Denn anders als körperliche Erkrankungen, die meist eindeutig lokalisiert werden können, gehen psychische Störungen oft ineinander über. So kann zum Beispiel eine schwere Essstörung eine Depression nach sich ziehen, eine Computerspielsucht kann auf eine ADHS-Problematik hindeuten. Dies zu erkennen und entsprechend zu behandeln, darauf kommt es uns an.

Wie im wirklichen Leben, so nehmen auch die Geschichten in diesem Buch nicht immer ein gutes Ende. Es sind Geschichten, in denen das Happy End nicht automatisch vorgesehen ist. Aber wenn wir mit diesem Buch eine Botschaft vermitteln möchten, dann diese: Jedes erkrankte Kind hat eine echte Chance – wenn man gemeinsam mit dem Kind kämpft und ihm hilft, wann immer es Hilfe braucht.

München, im August 2014
Franz Joseph Freisleder

Haus mit Blick auf den See

Charlotte, 16. Anorektische Essstörung

Das erste Geräusch des Tages, das in dem großen Haus im oberbayerischen Herrsching am Ammersee zu hören ist, ist wie jeden Morgen Charlottes Wecker.

Eigentlich ist es kein Wecker, es ist ein Radio, das Punkt 6 Uhr angeht, der Tag beginnt mit Bayern 3. Charlotte, 16, steht sofort auf und geht ins Bad. Dort stellt sie sich, noch ehe ein Tropfen Wasser ihr Gesicht berühren kann, auf die Waage. Dann wäscht sie sich das Gesicht, kämmt die langen, schwarzen Haare. Der Trainingsanzug liegt auf einem der weißen Stühle in ihrem Zimmer mit dem herrlichen Blick auf den See. Sie hat ihn schon am Vorabend bereitgelegt. Unter dem Stuhl stehen ihre weißen Laufschuhe, die vor Sauberkeit leuchten, obwohl Charlotte sie jeden Tag anzieht. Charlotte verlässt das Haus, zieht leise die Tür zu. Sie läuft die Straße hinunter Richtung Uferpromenade. Charlotte ist eine gute Läuferin, wie jeden Morgen fühlt sie sich mit jedem Schritt besser, die Müdigkeit verfliegt, vor allem aber die Traurigkeit, die Charlotte jeden Morgen beim Aufstehen spürt wie ein zu enges Kleidungsstück, das sie im Bad nicht ablegen kann. Das an ihr haften bleibt, bis sie zu laufen beginnt und sie nicht mehr das quälende Gefühl hat, zu schwer zu sein, mit sich ein Gewicht herumschleppen zu müssen, das ihr keiner abnehmen kann. Nur das Laufen hilft, nur die Bewegung, die Gewissheit, mit jedem Schritt Fett zu verbrennen.

Nach dem halbstündigen Frühsport duscht Charlotte. Zu diesem Zeitpunkt sind auch ihre Mutter und ihre Schwester aufgestanden. Ihr Vater schläft noch, auch wenn ihm der Arzt geraten hat, den alltäglichen Rhythmus seiner Familie zu teilen.

Charlotte geht in ihr Zimmer und zieht die Kleidungsstücke an, die sie am Vorabend auf einen anderen Stuhl bereitgelegt hat. Wenn man jeden Morgen eine Stoppuhr mitlaufen lassen würde, dann könnte man sehen, dass Charlotte auf die Minute genau zur immer gleichen Zeit – um 7.10 Uhr – die Küche betritt. Die Haare legen sich wie eine zweite Haut um das schmale Gesicht, aus dem zwei große dunkle Augen schauen. »Guten Morgen«, sagt sie und blickt auf die Uhr an der Wand, als wäre sie zu spät dran, so wie sie jeden Morgen auf die Uhr sieht, als wäre sie zu spät dran und als hätte sie eigentlich keine Zeit mehr fürs Frühstück.

Charlotte besucht die zehnte Klasse des Herrschinger Gymnasiums. Charlotte ist eine ausgezeichnete Schülerin. In vielen Fächern zählt sie zu den Besten ihrer Jahrgangsstufe: Englisch, Latein, Französisch, Deutsch, aber auch Mathematik und Physik. Selbst in den Fächern, die sie selbst zu ihren schwächeren zählt, gehört sie zum besten Drittel ihrer Jahrgangsstufe. Eine Punktzahl im Zeugnis, die einer Zwei entspricht, ärgert Charlotte so sehr, dass sie ihre ganze Energie darauf verlegt, auch in diesem Fach eine Eins zu bekommen. Charlotte bezeichnet sich selbst als Perfektionistin. Sie hasst Unordnung, Schlamperei, Ungenauigkeit und Schwachheit. Etwas nicht gleich zu können ruft Ungeduld und Ärger bei ihr hervor. Charlotte möchte ein perfektes Leben führen. Und deswegen ist es für sie eine Selbstverständlichkeit, dass sie nicht nur eine perfekte Figur macht, sondern auch eine perfekte Figur hat. Denn alles andere, jedes noch so winzige Fettpolster, hieße, sich auf eine unerträgliche Weise gehen zu lassen.

»Hast du gut geschlafen, Lotte?«, fragt ihre Mutter. Ihre Stimme klingt belegt vor Besorgnis, auch wenn sie sehr darum bemüht ist, genau diesen Tonfall um alles in der Welt zu vermeiden.

Charlottes Schwester Regina starrt ostentativ auf ihren Teller, auf dem eine dick mit Butter beschmierte Semmel liegt. Regina ist 17 und wird nächstes Jahr Abitur machen. Sie ist ebenso groß wie Charlotte und hat kurz geschnittenes braunes Haar. Sie leckt sich über die Lippen und schmiert genüsslich Honig aufs Brötchen.

»Kohlenhydrate, Fett und Zucker – das wird dir deine Taille nie vergessen«, sagt Charlotte zu ihrer Schwester. »Die Haut vergisst keinen Sonnenstrahl. Und die Taille keine Kalorie.« Und dann lässt sie, ohne dabei ihre Mutter anzuschauen, ihren Blick suchend auf der Küchenzeile entlangwandern.

»Suchst du etwas, Schatz?«, fragt die Mutter, die einen Morgenmantel trägt, der sehr geschmackvoll den Ton ihrer ebenfalls dunklen Haare aufgreift. Sie sieht erschöpft aus, obwohl sie, wie jeden Abend, früh schlafen gegangen ist.

»Ich suche nur das Diätbrot.«

»Aber das steht doch auf dem Tisch«, sagt die Mutter und deutet mit einer fahrigen Bewegung auf ein Brotkörbchen.

»Schon ausgepackt?«

»Aber warum denn nicht?«, fragt die Mutter.

»Du sollst dir doch keine unnötigen Umstände machen. Ich habe morgens so gut wie keine Zeit mehr. Eigentlich muss ich sofort los. Das weißt du doch, Muttchen.«

Die Mutter starrt auf die Küchenuhr.

»Aber es ist doch noch nicht mal Viertel nach.«

»Ich mach mir ein Müsli, das geht schneller«, sagt Charlotte. Dann reißt sie die Kühlschranktür auf und hält inne. »Wisst ihr was, ich hole mir schnell eine belegte Semmel vor der ersten Stunde. Wenn ich noch Zeit habe.«

»Du hast noch ganz viel Zeit«, sagt Regina.

»Pass lieber auf, dass du nicht so pummelig wirst, wie ich es früher war!«

»Wer war denn pummelig?«

»Ich. Das hast du doch immer zu mir gesagt: Pummelchen.«

»Aber Charlotte«, ruft die Mutter, es klingt kläglich. Hilflos, als würde sie den Arm nach jemandem ausstrecken, der zu weit von ihr entfernt steht. Da hat Charlotte schon die Küche verlassen und das Haus. Ihre große Tasche hat sie sich energisch über die Schulter geschwungen. Sie hat sich diese Gesten von ihrer Schwester abgeschaut. Sie weiß genau, wie sie die Rolle der selbstbewussten jungen Frau spielen muss. Aber kaum ist sie allein, befällt sie eine tiefe, ihr selbst unerklärliche Traurigkeit, sie sieht in ihrem Auftreten keinen Sinn, ihr Kopf sinkt nach vorn, sie starrt auf den Bürgersteig, während sie auf den Bus wartet. Die anderen Mädchen, die ihr an der Haltestelle begegnen, vermeiden es, sie anzusprechen. Charlotte weiß das. Aber obwohl sie darunter leidet, versucht sie nicht dagegen anzukämpfen, sondern ist am Ende froh, dass sie sich nicht unterhalten muss. Es strengt sie nur an, sich auf belangloses Gerede konzentrieren zu müssen, statt einfach ihren Gedanken nachhängen zu können. Zum Beispiel der Frage, wie viel Kalorien sie heute schon zu sich genommen hat. Im Bus setzt sie sich ganz nach hinten und starrt nach draußen, während einige Bekannte einsteigen. Sie tut so, als sähe sie sie nicht. Manchmal nimmt sie auch ein Buch und versteckt sich dahinter.

In der Schule hat Charlotte dann doch keine Zeit mehr, sich etwas zu essen zu kaufen. Zum Glück kann sie sich aber noch ein Mineralwasser besorgen. Sie stürmt mit schnellen Schritten in den Klassenraum. Die sechs Stunden vergehen wie im Flug. Charlotte ist sehr konzentriert. Ihre Textanalyse zu einer Erzählung von Kleist wird gelobt. In der großen Pause bleibt sie im Klassenraum, um für Kunsterziehung einen Abschnitt über die Präraffaeliten nachzulesen. Als sie einmal ein starkes Hungergefühl verspürt, isst sie ein Stück Diätbrot, das noch in ihrer Tasche steckt. Das Hungergefühl ist sofort weg, stattdessen beschleicht sie ein schlechtes Gewissen. Sie hat sich gehen lassen. Naschen wie ein Vorschulkind.

Gegen halb zwei kommt Charlotte nach Hause. Von der Bushaltestelle zum Haus braucht sie nur fünf Minuten. Am liebsten wäre sie wieder gelaufen, aber ein bleischweres Gefühl von Müdigkeit hat sie davon abgehalten.

Als sie aufsperren will, öffnet ihr Vater von innen die Tür. Er trägt ein Hemd und eine Cordhose und, was ihr besonders missfällt, Pantoffeln. Nach wie vor ist für sie der Anblick ihres Vaters in Pantoffeln kaum zu ertragen. Seitdem er die Kündigung bekommen hat, ist er die ganze Woche zu Hause – was er früher nie war. Früher ist er nur am Wochenende und in den Ferien bei der Familie in Herrsching gewesen. Nun ist er den ganzen Tag im Haus. Und dort trägt er Pantoffeln. Wenn er wenigstens Lederpantoffeln trüge, Slippers, aber zum Leidwesen seiner Tochter trägt er karierte Wollpantoffeln, die er sich vor drei Monaten selbst gekauft hat. Sie seien wärmer als die Slippers, sagt er. Seitdem er sich viel im Haus aufhalte, wisse er, dass der teure Fliesenboden im Sommer kalt sei. Charlotte erträgt diese Pantoffeln nicht. Was sie freilich noch weniger erträgt, ist das Gesicht über diesen Pantoffeln, dieser traurige, suchende Blick aus einem Gesicht, das sie eigentlich anschauen will, aber auf das sich zu konzentrieren sie nicht schafft. Früher hat er sie auch nicht viel angeschaut. Aber wenn ihr Vater am Wochenende aus Hamburg zurückgekommen war, hat er sie plötzlich – irgendwann – genau ins Visier genommen und mit einer Konzentriertheit und Willenskraft, die er immer ausgestrahlt hat, gefragt:»Wie läuft's in der Schule, meine Amazone?« Das war der Scherz, in den er sein Fordern und seine Ungeduld wie in Geschenkpapier eingeschlagen hat. Meine Amazone. Charlotte hat sich ihrem Vater nie näher gefühlt als in diesen Augenblicken, wenn sie seinen forschenden, kühlen, auf sie gerichteten Blick – dicht wie ein Energiestrahl – gespürt hat, wenn sie in diesen Blick eintrat und sagte:»Zwei Einser, einen in Latein und einen in Mathematik.«

»Sehr gut!«, hatte ihr Vater dann gesagt und gelacht. Das sei ja wohl auch das Mindeste. Oft ist er dann gleich wieder im Keller in seinem Büro verschwunden. Er hatte sich Arbeit aus Hamburg mitgebracht. Das machte er so lange, bis er vor zwei Jahren entlassen wurde, weil aus zwei Konzernen einer wurde. Nicht jeder Topmanager wird dann noch gebraucht, egal wie top, und Charlottes Vater war ein sehr teurer Topmanager.

Seitdem ist Charlottes Vater zu Hause. Er ist 58 und braucht nicht mehr zu arbeiten. Die Abfindung war sehr hoch. Geld ist genug da. Trotzdem sitzt ihr Vater wieder in seinem Büro und surft den ganzen Tag auf den Stellenmärkten im Internet. Er hat schon früher nicht viel geredet. Jetzt spricht er praktisch gar nicht mehr. Charlotte streichelt den Arm ihres Vaters und geht ins Haus. Sie hat große Lust, sich um das Mittagessen zu kümmern. Ihre Mutter ist wegen eines Arzttermins nach München gefahren und hat auf dem Markt alles Nötige für einen Auberginenauflauf eingekauft. Charlotte hat ein Faible für Aufläufe in jeder Variation, das Kombinieren von Zutaten, die scheinbar nicht zusammenpassen, erfüllt sie mit großer Freude. Als sie den Auflauf aus dem Ofen holt, sitzt ihr Vater bereits am Tisch. Sie stellt die Terrine in die Mitte und fordert ihren Vater auf, tüchtig zuzugreifen.

»Und du?«, fragt er.

»Ich hab in der Pause gegessen. Noch nicht lange her.«

Der Vater nickt und schaut auf den Teller.

»Aber du musst etwas zu dir nehmen. Die Pause ist doch Stunden her.«

Charlotte starrt auf das Essen. Dann greift sie zum Löffel. Sie füllt ihren Teller mit den dampfenden Gemüsescheiben, den Kartoffeln, den Äpfeln. Ihr Vater tut es ihr gleich. Sie essen schweigend. Als ihr Vater fertig gegessen hat, schaut er auf Charlottes Teller. Sie hat mehrere Häufchen gebildet, Auberginen, Kartoffeln, Äpfel. Sie schiebt die Bestandteile der Häufchen von einem zum anderen. Wer nicht genau hinsieht, könnte glauben, sie isst.

»Wie war die Schule?«

»Wunderbar«, sagt Charlotte und steckt sich ein winziges Stück Aubergine in den Mund. »Köstlich.«
»Ja, ganz köstlich. Du bist eine großartige Köchin.« Er verstummt und schaut wieder auf ihren Teller. »Darf ich dir noch etwas geben?« Charlottes Hände schießen panikartig in seine Richtung. Es ist, als ob sie ihren Teller verriegelte. »Nein! Um Gottes willen. Ich bin schon pappsatt.« Dann springt sie auf, sammelt die Teller ein, das Essen, wie auf der Flucht.

Den Nachmittag verbringt Charlotte in ihrem Zimmer. Sie sitzt an ihrem Schreibtisch. Die Hausaufgaben erfüllt sie mit mechanischem Eifer. Dazwischen starrt sie minutenlang aus dem Fenster. Sie wartet darauf, dass das Telefon klingelt (aber wer sollte eigentlich anrufen?), und fürchtet sich zugleich davor. Um 4 Uhr springt sie auf, greift in den Schrank und zieht eine bereits gepackte Sporttasche hervor. Sie rennt die Treppe hinunter und erblickt im Flur ihr Bild in dem großen Spiegel mit dem goldenen Holzrahmen. Sie bleibt stehen und dreht sich mit gerunzelter Stirn um die eigene Achse.

Ihr Vater wartet an der Tür auf sie. Als hätte er sie abgepasst.

»Du siehst sehr gut aus, Lottchen.«

»Ich muss ein bisschen aufpassen. Frühjahrsspeck.«

»Wie bitte?« Er starrt sie an und weiß nicht, was er sagen soll. Schließlich fasst er sich. »Wohin gehst du?«

»Zum Tennis!«, ruft sie munter.

»Du warst doch gestern beim Sport. Und vorgestern. Und am Montag.«

»Das war kein Sport, das war nur ein bisschen Ballett.«

»Drei Stunden Ballett nennst du ein bisschen?«

Sie reißt sich von ihrem Anblick los, auf ihrem Gesicht ein Anflug von Missbilligung. Ihr Vater stellt sich ihr in den Weg. Ein müder Mann in karierten Pantoffeln.

»Papi, lass mich vorbei. Du siehst doch, ich habe nicht mehr viel Zeit.«

»Lottchen.«

»Nenn mich nicht so. Ich bin kein Kind mehr.« Sie drängt sich an ihm vorbei.

»Charlotte, bitte, du überforderst deinen Körper. Du wirst ja immer dünner. Du bist ja nur noch ein Strich.«

»Unsinn! Ich fühle mich schrecklich. Ich brauche Bewegung.«

»Bitte.« Der Vater hält sie am Arm fest. »Ich möchte nicht, dass du gehst. Du brauchst Ruhe.«

»So viel Ruhe wie du?« Sie schaut ihm ernst ins Gesicht. Sie ist nur ein winziges Stück kleiner als er. Sie macht eine hastige Bewegung zur Tür. Der Vater dreht sich verblüffend schnell mit ihr und stellt sich vor die Tür.

»Bitte, Charlotte. Deine Mutter und ich haben lange darüber gesprochen.«

»Ihr sprecht also wieder miteinander. Das ist immerhin ein Anfang.«

»Hör mir zu. Ich bitte dich, NICHT zum Sport zu gehen!«

Sie schiebt ihn mit aller Kraft beiseite. Ihr Vater schwankt, presst den Arm gegen die Tür. Sie schlägt mit der Faust erstaunlich fest gegen seine Brust. Ihr Vater packt mit beiden Händen ihre Handgelenke und schüttelt sie. Sie reißt sich wie wild los, schreit ihn an, nennt ihn einen Versager. Die Ohrfeige kommt schnell und hart. Sie starren sich an. Ihr Vater versucht sie an sich zu ziehen, stammelt irgendwas. Charlotte senkt den Kopf, schiebt seine Hände von ihren Armen und geht ins Tennis. Drei Stunden lang.

Am Abend gegen 20 Uhr sitzt sie zitternd auf ihrem Bett und sagt: »Ich will nicht mehr leben.« Charlotte wiegt zu diesem Zeitpunkt bei einer Größe von 171 Zentimetern noch 41 Kilo. Sie hat seit drei Monaten keine Regelblutung mehr. Ihr Gesicht ist aschfahl.

Nach diesem Satz, den sie tränenlos und ohne erkennbare Emotionen sagt, beschließen die Eltern, den Psychiater anzurufen, der den Vater seit einem Jahr wegen Depressionen behandelt. Der Arzt fragt, ob sich ihr Essverhalten nach dem Zusammenbruch gebessert habe. Als die Eltern verneinen, rät er ihnen, ihre Tochter in das Heckscher-Klinikum einweisen zu lassen. Dort soll unter stationärer ärztlicher Aufsicht festgestellt werden, wie stark die suizidale Gefährdung von Charlotte tatsächlich ist und wie am besten weiter zu verfahren sei.

Begegnung mit Charlotte

Charlotte kommt in Begleitung ihrer Mutter in die Notfallambulanz unserer Klinik. Das Mädchen erscheint depressiv verstimmt und macht selbst zunächst kaum Angaben. Meistens spricht die Mutter, die dabei verzweifelt und ratlos wirkt. Es gehe jetzt fast schon ein Jahr, sagt sie, dass Charlotte immer weniger esse und sich in übertriebener Weise mit ihrer angeblich zu dicken Figur beschäftige, wie es übrigens ihres Wissens auch mehrere ihrer Klassenkameradinnen täten. In dieser Zeit habe Charlotte, die aus Sicht der Mutter mit 15 tatsächlich einmal »etwas mollig« gewirkt habe, etwa 15 Kilogramm an Gewicht verloren.

Das Abnehmen ihrer Tochter habe ihr, die sie selbst immer sehr auf ihr Gewicht geachtet habe, zunächst sogar imponiert. »Am Anfang habe ich sie gelobt. Aber vielleicht habe ich selbst auch ein kleines Essproblem, Charlotte hat mich ein bisschen an mich selbst erinnert.« Im Verlauf der letzten Monate habe Charlotte dann ihre Gewichtsreduktion offenbar nicht mehr steuern können. Sie habe sich von ihren Freundinnen immer mehr zurückgezogen, nur noch auf die Schule konzentriert und in völlig überzogener Weise allein Sport getrieben. Gleichzeitig habe sich der Konkurrenzkampf mit ihrer älteren Schwester verstärkt, beide hätten nur noch gegenseitig gestichelt und sich gestritten. Auf ihr eigenartiges Essverhalten und ihre zunehmend schlechtere Stimmung angesprochen, habe ihre Tochter nur gereizt und mit Abwehr reagiert und gelegentlich auch geweint.

Bei meiner ersten Begegnung mit der Mutter wird deutlich, dass der Beginn von Charlottes Symptomatik zeitlich ungefähr mit der Kündigung ihres Vaters und dem dadurch veränderten Familienleben zusammenfällt. Die Mutter sagt freimütig, sie müsse einräumen, dass die Beziehung zu ihrem Mann, den sie früher sehr bewundert habe, in den letzten Jahren abgekühlt sei. Sie nennt ihn einen Egoisten. »Alle müssen nach seiner Pfeife tanzen.« Jetzt sehe man, dass er sich wohl lange ziemlich überschätzt habe.

Über ihre Enttäuschung hatte die Mutter viel mit Charlotte gesprochen. Charlotte habe sich früher häufig über den abwesenden Vater beklagt, ihn allerdings auch sehr verehrt.

Im Einzelgespräch mit Charlotte fällt mir auf, dass das Mädchen sich überhaupt nicht bewusst ist, in welch schlechtem körperlichen und psychischen Zustand sie sich befindet. Ihr Gesicht ist fahl, sie ist stark abgemagert, ihr Herzschlag ist verlangsamt. Offenbar ist sie in den letzten Wochen mehrmals kollabiert. Kontrastierend zu ihren guten Schulnoten hält sie sich, wenn man nachhakt, in vielerlei Hinsicht erstaunlicherweise für inkompetent. Sie gebraucht sogar das Wort wertlos. Charlotte erzählt, sie könne sich nicht mehr richtig konzentrieren, ihre Gedanken kreisten meistens um ihr »immer noch zu hohes Körpergewicht«. Sie gibt zu, zuletzt mehrmals ihr Leben infrage gestellt zu haben. Bis heute habe sie aber mit niemandem über ihre Probleme und ihre bisweilen destruktiven Gedanken gesprochen. Sie sei sich nicht sicher, ob sie jetzt »noch alles im Griff« habe.

Zunächst ist Charlotte nur widerwillig bereit, stationär in der Klinik zu bleiben. Nach ein paar Tagen in unserer Münchner Aufnahmestation, wo wir die Patientin nach einer gründlichen körperlich-internistischen Untersuchung näher kennenlernen und den Eindruck gewinnen, dass sich das Suizidalitätsrisiko in Grenzen hält, wird Charlotte auf eine Jugendlichenstation unserer Abteilung Rottmannshöhe am Starnberger See mit insgesamt 15 Patienten verlegt. Es befinden sich auf dieser Station derzeit noch vier andere Mädchen, die an ähnlichen Essstörungen leiden.

Charlotte verhält sich anfangs sehr zurückhaltend und verschlossen gegenüber ihren Therapeuten und ihren Mitpatienten. Sie erweckt den Eindruck, als ob es für sie einer persönlichen Niederlage gleichkomme, in eine Klinik zu müssen. Zwar realisiert sie in gewisser Weise ihre Niedergeschlagenheit und ihre Kontaktschwierigkeiten im Umgang mit anderen Jugendlichen. Ihr Essproblem und ihre Angst vor einer Gewichtszunahme blendet sie jedoch weitgehend aus.

Auch wenn sie es nicht einsehen möchte: Charlotte leidet seit mindestens einem Jahr an einer Anorexia nervosa, einer Magersucht. Das Krankheitsbild ist bereits so verfestigt und durch eine in vergleichbaren Fällen nicht selten anzutreffende Begleitdepression so problematisch, dass es zu einer stationären Behandlung zunächst keine Alternative gibt. In geschützter Umgebung soll sich Charlottes Essverhalten normalisieren und damit eine Gewichtsstabilisierung erreicht werden. Wir stellen einen Essensplan mit einer festgelegten Kalorienzahl über den Tagesverlauf mit Haupt- und Zwischenmahlzeiten auf. Beim Essen im Kreis der anderen Patienten wird Charlotte von einer Therapeutin begleitet, die das Mädchen bei der Nahrungsaufnahme motiviert und unterstützt. Dies fällt einem neutralen Betreuer erfahrungsgemäß wesentlich leichter als emotional viel stärker beteiligten Eltern, die bei Widerständen ihres Kindes oft schnell die Fassung verlieren. Außerdem muss in diesem Behandlungsstadium auf mögliche medizinische Komplikationen wie zum Beispiel niedriger Blutdruck mit Kollapsgefahr besonders geachtet werden.

Nach etwa zwei Wochen beobachten wir, dass Charlotte unsere therapeutischen Angebote ansatzweise annimmt. Sie öffnet sich auch mir gegenüber etwas mehr im Einzelgespräch, berichtet von ihren Ängsten und Schwierigkeiten im Alltag. Vordergründig kreisen ihre Gedanken weiter um ihre vermeintlich unförmige, viel zu dicke Figur. Ich bitte sie, mit ihren zu einem Kreis zusammengeführten Händen den Umfang ihres abgemagerten Oberschenkels anzugeben. Dabei formt sie völlig unangemessen den Umfang eines Baumstammes. Eine solche Körperschemastörung ist typisch für ihr Krankheitsbild.

Hinter der Fassade des magersüchtigen Verhaltens kommen in der Einzeltherapie vor allem massive Selbstwertprobleme und starke Unterlegenheitsgefühle gegenüber Gleichaltrigen, vor allem ihrer älteren Schwester, zum Vorschein. Diese Symptome hat die schon immer ehrgeizige 16-Jährige, die in einer testpsychologischen Intelligenzuntersuchung ein überdurchschnittliches Ergebnis erzielt, durch einen geradezu perfektionistischen Lebens- und Arbeitsstil zu kompensieren versucht.

Während der Therapie entsteht der Eindruck, dass bei Charlottes anorektischer Entwicklung auch der chronische Paarkonflikt ihrer Eltern eine nicht unbedeutende Rolle gespielt hat. Zum Teil wurde er sogar auf ihrem Rücken ausgetragen. Bemerkenswert ist auch, dass die Mutter ähnliche magersüchtige Reaktionsmuster vor allem in ihrer Adoleszenz gezeigt hat. Für die Krankheitsentstehung kann dieses »Lernen am Modell«, wenn man es so nennen will, ebenso eine Rolle spielen wie mögliche genetische Faktoren.

Charlotte gelingt es, während sieben Wochen stationärer Therapie mehr als drei Kilogramm zuzunehmen. Sie wiegt nun etwas über 44 Kilogramm, ein erster Erfolg. In dieser Zeit finden neben den regelmäßigen Einzelgesprächen mit uns Therapeuten auch mehrere Elterngespräche statt, teilweise in Charlottes Gegenwart, zweimal auch mit ihrer Schwester Regina. Dabei kommt es häufig zu Konfrontationen. Meistens machen sich die Eltern Vorwürfe und geben sich gegenseitig die Schuld für die Störung ihrer Tochter. Einmal verlässt die Mutter wutentbrannt die Gesprächsrunde. Im selben Zeitraum nimmt Charlotte an mehreren Gruppentherapien teil: Bei der Tanz- und Bewegungstherapie mit anderen essgestörten Jugendlichen wird versucht, eine realistische Wahrnehmung des eigenen Körpers zu erlernen, Hunger- und Sättigungsgefühle richtig zu interpretieren und sportliche Aktivitäten gut zu dosieren. In der Kunsttherapie erfährt Charlotte, wie man Gefühle, vor allem Ängste und Hoffnungen, durch Zeichnen oder Malen ausdrücken kann, ohne darüber gleich sprechen zu müssen. In der mit unterschiedlich auffälligen Patienten gemischten Sozialen Kompetenzgruppe wird den anorektischen Mädchen bewusst, wie sehr auch andere Jugendliche mit diversen psychischen Problemen unter Minderwertigkeitsgefühlen und sozialen Ängsten leiden. Nach Rollenspielen analysieren die Jugendlichen mit dem Gruppenleiter pathologische Muster, anschließend können neue Verhaltensstrategien eingeübt werden.

Nach drei Monaten – Charlotte wiegt inzwischen fast 46 Kilogramm, besucht seit drei Wochen als Gastschülerin ein Gymnasium in der Nähe der Klinik und hat auch schon mehrere Wochenenden zu Hause verbracht – kommt es, für uns nicht ganz überraschend, zur Krise. Die Patientin wird ungeduldig, sie beklagt sich über die angeblich viel zu strengen Regeln in der Klinik. Sie betont, wie sehr ihr die Therapien auf die Nerven gingen. Prompt kommt ihre langsam ansteigende Gewichtskurve zum Stillstand. Stationsmitarbeiter beobachten, dass Charlotte vor dem morgendlichen Wiegen heimlich große Mengen Wasser trinkt, um eine Gewichtszunahme vorzutäuschen. Außerdem unternimmt sie nicht abgesprochene Dauerläufe, um ein weiteres Zunehmen zu verhindern. Wenn wir sie damit konfrontieren, streitet sie dieses Verhalten ab. Immer vehementer drängt sie auf Entlassung.

Auch Charlottes Eltern treten uns Therapeuten gegenüber jetzt immer kritischer auf. Sie übernehmen die Vorwürfe ihrer Tochter, behaupten schließlich sogar, dass es ihrer Tochter eigentlich erst in der Klinik »so richtig schlecht« gehe. In diesem Punkt scheinen die vorher meist uneinigen Eltern nun einer Meinung zu sein. Nach 13 Wochen verlässt Charlotte auf eigenen Wunsch die Klinik. Sie wiegt 45 Kilogramm. Körperlich ist sie einigermaßen stabil. In einem ausführlichen Abschlussgespräch vermitteln wir der Patientin eine ambulante Weiterbehandlung und empfehlen den Eltern eine Paartherapie. Insbesondere beim Vater scheint dieser Vorschlag auf große Ablehnung zu stoßen.

Ein Dreivierteljahr später steht Charlotte wieder vor unserer Kliniktür, diesmal in Begleitung beider Eltern. Die Psychotherapeutin, die zwischenzeitlich die ambulante Behandlung übernommen hat, hat ihr dringend eine erneute Aufnahme empfohlen. Charlotte wiegt jetzt knapp 44 Kilogramm, sie erscheint uns weniger depressiv als bei der Erstaufnahme. In der zurückliegenden Zeit hätten sich aber zu Hause die Konflikte vor allem um das meist abgelehnte Essen, aber auch um allgemeine Vorschriften wieder erheblich zugespitzt. Ihre ältere Schwester hat inzwischen erfolgreich das Abitur bestanden und beabsichtigt, demnächst zum Studium von zu Hause auszuziehen. Der Rest der Familie spricht so gut wie kein Wort mehr mit ihr.

Neu ist an Charlotte ein lässigeres, weniger leistungsorientiertes Verhalten in der Schule. Ihre Noten sind mittlerweile nur noch durchschnittlich. Die Lehrer wundern sich nach Angaben der Eltern über Charlottes Aufmüpfigkeit, die bei ihr früher nicht bekannt war. Die Eltern befinden sich seit einem halben Jahr gemeinsam in Therapie.

In diesem zweiten Anlauf gelingt es Charlotte, innerhalb von vier Monaten ein vorläufiges Zielgewicht von 50 Kilogramm zu erreichen und auch einen Monat zu halten. Immerhin vier Wochen lang ist sie in der Endphase der Behandlung dazu in der Lage, ihre Essenssituation auf Station selbstständig zu gestalten. In Gesprächen mit ihr verstärkt sich bei mir der Eindruck, dass ihre gedankliche Einengung auf Essen, Körpergewicht und eigene Figur langsam nachlässt. Es ist ihr möglich, sich selbst kritisch zu hinterfragen. Gemeinsame Kino- und Museumsbesuche mit der Patientengruppe oder das aktuelle politische Geschehen stoßen bei ihr zunehmend auf Interesse. Ihre Stimmung ist ausgeglichen, manchmal sogar optimistisch. Beim wiederum arrangierten klinikexternen Schulbesuch kann Charlotte zwei Freundschaften schließen, die – wie sich später zeigt – über Jahre bestehen bleiben. Im Rahmen der Familiengespräche ist das Mädchen nun zunehmend fähig, einerseits die Sorgen der Eltern besser zu verstehen und zu reflektieren, sich aber andererseits auch von deren Wünschen und Erwartungen besser abzugrenzen.

Charlotte wird nicht nach Hause entlassen. Auf Vermittlung der Klinik erhält sie nach ihrer zweiten stationären Behandlung einen Platz in einer therapeutischen Wohngruppe, in der mehrere Mädchen und junge Frauen mit anorektisch-bulimischen Störungen betreut werden. Damit sind nach längerer Diskussion schließlich auch die Eltern einverstanden, die künftig, neben ihrer Paartherapie, an der Behandlung ihrer inzwischen fast volljährigen Tochter weiter mitwirken werden.

Jahre später begegne ich Charlotte rein zufällig wieder. Einer hübschen, jungen Frau, Mitte 20, schlank, aber keineswegs übertrieben schlank. Nur im ersten Moment wirkt sie verlegen, aber bald strahlt sie viel Selbstbewusstsein aus und erzählt von sich. Gerade hat sie das Jurastudium abgeschlossen. Sie sagt, dass sie in einer guten Partnerschaft lebt. Und sie erwartet ein Kind. Den Kontakt zu beiden Eltern beschreibt sie als »im Augenblick distanziert, aber ausbaufähig«. Und ihre Essstörung? Vor drei Jahren hat sie ihre ambulante Therapie beendet. Sie glaubt, dass die Anorexie weitgehend überwunden ist. Nur in Stresssituationen klopfen »die alten Gedanken« kurz bei ihr an, sagt Charlotte.

Sie lächelt, als wir uns verabschieden.

▶ ▶ Über Essstörungen

Anorexia nervosa (Magersucht) und Bulimia nervosa (Ess-Brech-Sucht) bezeichnen nicht organisch bedingte Essstörungen, die typischerweise bei Mädchen, seltener auch bei Jungen im Pubertätsalter beginnen. Vereinzelt kommen beide Krankheiten auch schon vor der Pubertät zum Ausbruch. Gekennzeichnet sind beide Störungen durch eine unangemessene Furcht, zu dick zu sein oder zu werden. Bei magersüchtigen Jugendlichen steht das restriktive Essverhalten im Vordergrund, das heißt, der oder die Betroffene isst nicht oder nur sehr wenig. Typisches Merkmal einer Bulimie-Erkrankung sind Heißhungerattacken, nach denen gegenregulatorische Maßnahmen ergriffen werden, um eine Gewichtszunahme zu vermeiden. Hierzu zählt vor allem das selbst herbeigeführte Erbrechen. Zwischen beiden Krankheitsbildern kann es fließende Übergänge geben.

Ein an Anorexie erkranktes Mädchen …

- … setzt alles daran, Gewicht zu verlieren, einerseits durch Verweigerung des Essens und meist auch durch übertriebenes sportliches Training
- … leidet unter einer Körperschemastörung, das heißt, es ist nahezu wahnhaft davon überzeugt, dick zu sein, verbunden mit einer ausgeprägten Angst, an Körpergewicht zuzunehmen
- … leidet nicht selten unter seelischen Verstimmungen und zeigt depressive Tendenzen, gelegentlich auch Angst- und Zwangssymptome
- … vernachlässigt altersspezifische Interessen und soziale Kontakte
- … leidet unter körperlichen Folgen des Untergewichts beziehungsweise der Fehlernährung: unter anderem Elektrolytstörungen, Veränderungen der hormonellen Situation (zum Beispiel Ausbleiben der Regelblutungen bei Mädchen), Herz-Kreislauf-Probleme, Osteoporose

Mögliche Ursachen

- Genetische Dispositionen können eine Rolle spielen
- Familiäre Konfliktsituationen sind selten verantwortlich, können aber bewirken, dass sich das Krankheitsbild verfestigt und aufrechterhält
- Gesellschaftlich oder familiär bedingte Leitmotive und Schlankheits-/Schönheitsideale können als negatives Vorbild fungieren

In der Therapie …

- … wird versucht, bei Betroffenen Krankheitseinsicht und Therapiemotivation herzustellen, um dann im Einzelkontakt, später auch im Gruppensetting mit anderen Patienten das gestörte Essverhalten und eine verzerrte Körperwahrnehmung zu korrigieren
- … steht zunächst eine kontinuierliche, aber behutsame Gewichtszunahme im Vordergrund
- … wird deshalb an gesundes Essverhalten herangeführt und an einer realistischen Körperwahrnehmung gearbeitet (zum Beispiel in tanz- und bewegungstherapeutischen Gruppen)
- … soll den betroffenen Kindern und Jugendlichen zu mehr Selbstwertgefühl und Konfliktfähigkeit verholfen werden (zum Beispiel durch soziales Kompetenztraining)
- … werden komorbide psychische Störungen behandelt
- … spielen Eltern- beziehungsweise Familiengespräche eine tragende Rolle, um mögliche psychologische Hintergründe der Erkrankung zu klären

Chancen

Je früher eine Magersucht erkannt und konsequent behandelt wird, desto besser sind die Heilungsaussichten beziehungsweise die Aussichten auf Besserung und Stabilisierung der Patientin. Vor allem bei längerfristig unbehandelten Essstörungen besteht die Gefahr einer Chronifizierung. Im Extremfall kann man an einer Magersucht sogar versterben. Jedoch: Nicht jede Diät im

Jugendalter sollte gleich als Symptom einer Magersucht interpretiert werden. Es bedarf großer Achtsamkeit der Eltern und Bezugspersonen, Signale und Verhaltensmuster einer Essstörung frühzeitig zu erkennen und professionellen Rat einzuholen.

Ganz allein mit allen

Felix, 7. Aspergersyndrom

Das Kaspertheater steht immer noch neben dem Weihnachtsbaum. Genau so, wie es auch am Heiligabend neben dem Weihnachtsbaum gestanden hat. Das geschieht mit Geschenken oft. Sie bleiben auch am nächsten und am übernächsten Tag dort stehen, wo sie standen, als die Bescherung begann. Der Glanz scheint noch Tage später auf allen Dingen zu liegen. Als ob die Kerzen noch immer brennen würden. Als ob das Glöckchen gerade erst nach den Kindern gerufen hätte, die es vor Aufregung kaum noch in ihren Zimmern ausgehalten haben.

Auch die Puppen liegen noch auf dem Boden, genau so, wie sie am Heiligen Abend vor dem Kaspertheater gelegen haben. Liebevoll in einer Reihe aufgebaut, alle mit dem flachen, platten Stoffrücken zum Theater und mit dem dicken Puppengesicht zu den Kindern, als sie durch die Tür getreten sind und auf den Baum geschaut haben.

Über das Kaspertheater haben Martina und Bernhard Hollister lange nachgedacht. Sie waren sich natürlich darüber im Klaren, dass sie sich für einen Klassiker entschieden. Allerdings keinen Klassiker, bei dem man davon ausgehen kann, dass er immer noch so gut funktioniert wie all die Jahre zuvor. »Mensch ärgere dich nicht«

36

oder »Monopoly« haben schon ihre Eltern gespielt, und trotzdem haben zwei ihrer Kinder diese Spiele geliebt. Aber um diese beiden Kinder ging es bei diesem Geschenk nicht. Felix sollte Spaß daran finden. Die Eltern wollten unbedingt herausfinden, ob es ihm gefällt, mit Puppen zu spielen – so wie das Kinder seit vielen Generationen immer wieder tun.

Aber sie wollten nicht nur ein Experiment veranstalten und mit Interesse auf das Ergebnis schauen. Martina und Bernhard Hollister hatten ihre Hoffnung auf dieses Geschenk gesetzt, sie wollten ihrem jüngsten Kind eine Freude machen. Ja, natürlich wollten sie das, weil sie ihr Kind lieben und sich nichts so sehr wünschen, als ihm Freude zu bereiten. Sie wollten aber auch etwas sehen, was sie bei dem 7-Jährigen noch nie gesehen hatten: wie er sich in ein anderes Wesen hineinversetzt. Nichts ist so geeignet dafür wie eine altmodische Handpuppe, die aussieht, als hätte sie in einer verstaubten Kiste auf dem Dachboden irgendeiner Großtante viele Jahre vergessen gelegen. Und dann hätte ein Kind diese Puppen in den großen Ferien entdeckt, aus ihrem Dornröschenschlaf gerissen und zum Leben erweckt.

Einen Kasper mit einer Riesenmütze, eine Großmutter mit einer Riesennase, ein Krokodil mit einer Riesenschnauze, einen Wolf mit Riesenzähnen, einen Polizisten mit einem Riesenknüppel und eine blonde Gretel mit einem Riesenzopf haben sie gekauft. Auf dem Nachhauseweg haben sie viel zu schleppen gehabt. Sie waren in dem exklusiven Spielzeuggeschäft, in das sie sonst nie gehen, weil es exklusives Liebhaberspielzeug verkauft, das sie sich nicht leisten können. Sie haben sich angeschaut, Bernhard mit dem großen Karton, in dem das Theater steckte, Martina mit der Tüte voller Puppen. Sie haben sich gefragt, wer denn mit all diesen teuren Puppen spielen soll. Felix, haben ihre Blicke gesagt, denn aussprechen müssen sie solche Hoffnungen schon lange nicht mehr. Felix. Weil es nur um Felix geht bei diesem Spiel, nicht um die Geschwister, nicht um die Freunde, die Felix nicht hat und nie gehabt hat, und auch nicht um sie beide, die diesem Schauspiel beiwohnen sollen, wenn die Kinder zur Aufführung rufen. So wie in einem alten Spielfilm mit Happy End, wenn die Familie wieder zusammen ist, wenn alle spielen, alle mitmachen, alle lachen.

Aber mit Felix ist nichts wie in einem Film mit Happy End. Felix sagt nicht Hallo, wenn er einen Raum betritt und einen anderen Menschen sieht. Er fragt nie, wie es anderen Menschen gerade geht. Wie sie sich fühlen, wenn sie sich wehgetan haben. Warum sie weinen, wenn sie weinen. Er geht weg, wenn die anderen Kinder im Kindergarten überlegen, wer der Captain ist und wer der Pirat, wer die Prinzessin oder wer der Ritter.

Felix spielt solche Szenen auch nicht mit Legomännchen nach. Er kann sich nicht vorstellen, was ein Bauarbeiter zu einem Cowboy sagen könnte. Bei Felix ist die Welt stumm. Was aber noch lange nicht heißt, dass sie deswegen für ihn uninteressant ist.

Handpuppen sind deshalb so ideal, sich in eine Figur hineinzuversetzen, weil ein Kind seine kleine Hand in die Puppe stecken kann und zwar direkt in den Kopf. Beim Krokodil kann die Kinderhand sogar die Schnauze ganz weit aufreißen, was dazu verführt, das Krokodil viel mehr sprechen zu lassen, als es Krokodile normalerweise zu tun pflegen. Zumindest gelten sie im Tierreich außerhalb und innerhalb des Wassers als große Schweiger. Aber beim Kaspertheater laufen sie zu ganz großer Form auf, schwingen Reden, die nicht enden wollen, provozieren den Kasper, bis er ihnen vor lauter ganz unkasperhafter Wut mit der Riesenklatsche immer wieder auf die Riesenschnauze haut. Das kommt davon, wenn plötzlich eine Hand anfängt zu reden und zu denken wie ein vier Meter langes Ungetüm, das am liebsten die blonde Gretel mit einem großen Happs verspeisen würde. Sich in ein Wesen hineinzuversetzen, das lässt sich nirgends besser als beim Kaspertheater bewerkstelligen, egal wie altmodisch dieses Spielzeug im Jahr 2014 auch erscheinen mag. Man kann sich sogar wunderbar gleich in zwei so unterschiedliche Figuren wie den Polizisten und die Großmutter versetzen, weil der Mensch ja zwei Hände hat. Das Kaspertheater ist ideal für ein Kind, das allein spielt, aber trotzdem mit jemandem reden möchte. Oder zuhören möchte, wenn zwei sich unterhalten.

Bernhard Hollister ist Wirtschaftsingenieur und nie ein Mann der tiefschürfenden Seelenerkundung gewesen. Menschen, die sich stundenlang über ihre Gefühle und Befindlichkeiten auslassen, lösen bei ihm starke Gereiztheit, ja unverhohlene Aggression aus. Aber Bernhard Hollister kann mittlerweile Vorträge halten, die denen von Erziehungswissenschaftlern, Erziehern und Kinder- und Jugendpsychiatern in nichts nachstehen. Es geht meist um Rollenspiele. Kasperpuppen sind ideal für das Einüben und Ausagieren von Rollenspielen. Gerade, wenn normale zwischenmenschliche Kontakte überhaupt nicht klappen.

Sie haben ein wirklich sehr schönes, großes Puppentheater gekauft. Mit einem schweren roten Vorhang. Mit sechs Puppen. Und weil ein Theater ohne Musik kein richtiges Theater ist, haben sie auch einen kleinen tragbaren CD-Player erstanden, damit das Drama seinen musikalisch untermalten Lauf nehmen kann.

Und dann kam die Bescherung.

Die Kinder stürmten in den Raum. Erst Justus, der Älteste, er ist der Größte und Stärkste, er will immer der Erste sein, allein schon weil es ihm zusteht, diese Rolle zu übernehmen. Danach Katharina, fast so groß wie Justus, nur ein Jahr jünger und mindestens so schlau wie ihr großer Bruder. Und zum Schluss wie immer Felix. Er ist zwar mitgelaufen, aber nur weil seine Mutter ihn ermutigt hatte, es seinen Geschwistern gleichzutun. Vor dem Baum spielten die zwei Großen dann erst mal ein paar Sekunden Staunen und Sichwundern, wie in einem kleinen Theaterstück, das Bescherung heißt, weil es irgendwie zu Weihnachten dazugehört und weil dieser Moment wirklich der schönste des Jahres ist. Aber dann haben sich Katharina und Justus gleichzeitig auf die Geschenke gestürzt, wie immer ohne auf ihre Mutter zu hören, die rief: »Immer der Reihe nach, immer der Reihe nach! Felix fängt an. Felix fängt an!«

Aber das ist am Heiligabend nicht durchzusetzen, weil bei Felix immer alles so lange dauert. Weil er ja so gründlich und so konzentriert ist, dass er nichts anderes um sich herum mitbekommt. Und weil sich in letzter Zeit sowieso schon immer alles um Felix dreht, finden seine Geschwister.

Felix näherte sich bedächtig und ohne eine Miene zu verziehen den Geschenken. Mit einem Gesicht, dem nicht zu entnehmen war, dass dieser Moment von irgendeiner besonderen Bedeutung war. Er nahm sie in Augenschein, die großen und die kleinen golden und silbern schimmernden Papierkästen. Schließlich richtete sich sein Blick auf die Puppen. Er legte sich auf den Bauch und schaute sie lange an. Der Polizist hatte es ihm angetan. Während seine Geschwister mit rasender Geschwindigkeit eine Geschenkverpackung nach der anderen aufrissen, sah sich Felix nur den Polizisten an. Er streckte die rechte Hand aus, legte den Kopf auf den Arm und schob die Puppe über den Boden ganz nah an seine Augen. Dort bewegte er sie gleichmäßig und unentwegt hin und her. So blieb er liegen, während seine Geschwister ein Paketöffnungsfestival veranstalteten, begleitet von kleinen spitzen Überraschungsschreien und lauten Dankesrufen.

»Du verdirbst dir noch die Augen«, sagte seine Mutter irgendwann unsicher. Sie tippte ihm auf die Schulter und flüsterte:»Schau doch mal, das gehört auch zu deinem Geschenk. Das ist das Theater für die Kasperpuppen.«

Aber Felix blickte nicht auf.

Martina Hollister wollte noch einen zweiten Versuch unternehmen. Sie wusste, dass es nie mit einem Versuch getan war, die Aufmerksamkeit ihres jüngsten Kindes zu gewinnen, wenn er erst einmal seine Konzentration auf etwas Bestimmtes gelenkt hatte. Aber dann musste sie Katharina und Justus voneinander trennen, die gleichzeitig den Chemiebaukasten öffnen wollten.»Nicht so wild ihr beiden. Der Chemiebaukasten ist für Justus, das habe ich dir doch schon gesagt, Katharina.«

Felix betrachtete weiter den Polizisten, seine schwarze Mütze, seine komischen gelbweißen Hände, die Knöpfe auf seinem schwarzen Rock. Er starrte ihn unentwegt an, ohne auf seine Eltern und Geschwister zu achten, und befühlte den Stoff wie ein Wissenschaftler, der gerade auf einem anderen Planeten gelandet war.

»Ist das Baumwolle?«, fragte er, ohne jemanden anzusehen.

Sein Vater, der sich angewöhnt hat, sofort alles stehen und liegen zu lassen, wenn Felix von sich aus das Wort an irgendjemanden in der Familie richtet, riss sich sofort vom Chemiebaukasten los und rief hoffnungsfroh: »Was hast du gesagt, mein Kleiner? »Ist das Baumwolle?«

Irgendwo hatte der 7-Jährige aufgeschnappt, dass es echte Stoffe und solche aus Kunststoff gab. Wahrscheinlich in einer der populären Wissenschaftssendungen, die er hoch konzentriert verfolgen konnte. Anschließend referierte er den Inhalt lückenlos, ohne darauf zu achten, was sein Zuhörer über Sonnenstürme oder schwarze Löcher im Weltall wusste.

Zurzeit faszinierte ihn das Thema Wolle. Er konnte sich stundenlang mit Stoffen beschäftigen, sie befühlen, sie gegen das Licht halten. Dabei sagte er in der Regel nichts. Jetzt hatte er immerhin eine Frage, die seinen Vater allerdings ein bisschen überforderte.

»Kann sein. Vielleicht ist es aber auch ein Gemisch aus Synthetik und natürlichen Fasern.« Er griff nach der Polizistenpuppe, um nach einem Warenschild zu suchen. Aber Felix zog die Puppe blitzschnell an sich und verbarg sie unter seinem Oberkörper. »Das ist mein Polizist.«

»Ja, natürlich, Felix, das weiß ich doch. Den haben Mama und Papa dir zu Weihnachten geschenkt. Gefällt er dir denn, der Polizist?«

Felix machte ein ausdrucksloses Gesicht und blinzelte nur, während ihn alle erwartungsvoll anschauten.

»Endgeil, die Puppen!«, rief Justus. »Guck mal, die Oma und das Krokodil haben beide so fette Runzeln. Los, Kathi, schnapp dir den Wolf, wir machen den Bullen fertig!«

Felix schaute vor sich hin, ohne dass man sagen konnte, ob er sich über die Idee seines Bruders freute oder ob sie ihn mit Angst erfüllte.

»Baumwolle kommt aus der Natur«, sagte er in Richtung seiner Schwester, schaute aber glatt an ihr vorbei.

»Ja und?«, sagte Katharina. »Ist doch egal.« Sie rollte mit den Augen und wippte ungeduldig mit den Füßen.

»Mama, wann packst du endlich mein Geschenk aus?«

»Gleich, mein Liebes«, erwiderte Martina Hollister mit einem gequälten Lächeln. Dann kniete sie sich neben Felix, der braune, dicke Locken hat und große dunkle Augen. »Das ist toll, dass du so viel weißt, Felix. Aber schau mal, dein Bruder und deine Schwester wollen gern mit dir Kaspertheater spielen. Magst du nicht mit ihnen spielen? Hast du denn schon dein Theater …?« Sie wollte »bewundert« sagen, entschied sich dann aber für das schlichte »gesehen«.

Felix schaute sich im Raum um und starrte schließlich das Theater an.

»Mann, Felix, du bist wirklich ein Blitzmerker!«, stieß sein 9 Jahre alter Bruder hervor.

»Justus, halt doch deinen Mund!«, zischte Bernhard Hollister und drohte seinem Sohn mit der Hand.

Justus presste die Lippen aufeinander und drehte sich abrupt zu seinen Geschenken um.

»Baumwolle ist wie Wolle«, ließ Felix jetzt vernehmen. »Aber sie wächst nicht an Schafen, sondern an Bäumen.«

»Ja, so ungefähr, sehr schön«, beeilte sich Bernhard Hollister zu sagen. Aber ihm fiel nicht ein, was er eigentlich hatte sagen wollen. Er starrte auf den Baum. Er erinnerte sich, wie ihm seine Frau zum ersten Mal von den Beobachtungen der Erzieherin im Kindergarten erzählt hatte. Dass Felix den Kontakt zu anderen Kindern konsequent meide. Dass er immer allein irgendwo in einer Ecke hocke. Dass er sie nie ansehe, wenn sie mit ihm spreche. Dass er, wenn er von etwas erzähle, das ihn sehr interessiere, nie frage, ob sie schon davon gehört habe, ob sie den Film kenne, von dem er gerade unfassbar detailliert und genau erzähle. Dass er nie auf das zeige, von dem er gerade erzähle, selbst wenn es im selben Raum sei. Dass er …

»Schatz? Wo bist du denn gerade?«, hörte er seine Frau sagen. Sie stand ihm gegenüber und schaute ihn besorgt an. »Geht's dir nicht gut? Woran denkst du?« Sie fasste ihn an beiden Armen. »Es ist doch Weihnachten, jetzt freu dich ein bisschen mit uns. Hm?« Sie führte ihn sanft, aber bestimmt zum Kaspertheater. »Schau mal, Justus und Katharina haben sich mit den Puppen hinter die Bühne verzogen. Ich habe die dunkle, ach was, ich habe so eine helle Vorahnung, dass sie dahinten irgendwas planen und das Ergebnis uns bestimmt nicht mehr lange vorenthalten. Oder, Kinder?«

Die Kasperbühne wackelte ein bisschen, als wolle sie stellvertretend für die beiden antworten.

»Pass doch auf, Justi!«, zischte Katharina.

»Ist ja gut«, erklang die flüsternde Stimme von Justus. »Pass lieber auf, dass du die Oma und den Wolf nicht verwechselst.«

Und dann öffnete sich ruckelnd der Samt des roten Vorhangs. Katharina und Justus begrüßten mit aufgeregten Stimmen die Zuschauer. Bernhard und Martina Hollister legten die Arme umeinander und verfolgten ein improvisiertes Spektakel, in dessen Verlauf ein Wolf einem Polizisten einen Heiratsantrag machte, die Großmutter verkündete, sie würde jetzt erst mal das Krokodil aufessen, einen solchen Hunger habe sie, und danach Präsident anstelle des doofen Kaspers werden, der zwar eine große Klappe, aber ansonsten seiner Gretel nicht viel zu bieten habe. Am Ende klatschten die Eltern begeistert, sie pfiffen und johlten, und die Puppen mussten immer wieder vor den Vorhang treten und die Ovationen entgegennehmen, so lange, bis sogar noch eine Zugabe gespielt wurde.

Felix klatschte nicht. Er hatte die ganze Zeit mit dem Rücken zur Bühne gesessen.

Um halb zwölf hatte das Weihnachtsfest sein Ende gefunden. Mit zwei fröhlich lachenden Kindern und einem Ehepaar, das irgendwann vergessen hatte, immerzu Felix zu beobachten, und stattdessen lachend bei einem Glas Wein zusammengesessen hatte, während Justus und Katharina »Tatsächlich ... Liebe« auf DVD schauten. Felix hatte den ganzen Abend die Puppen inspiziert und ihre Kleider befühlt. Und bevor die Kinder ins Bett gehen mussten, hatte er die Puppen, mit denen er spielen sollte – den Kasper, die Großmutter, den Polizisten, die Gretel, den Wolf und das Krokodil –, alle wieder genau so vor die Bühne gelegt, wie er sie bei der Bescherung vorgefunden hatte.

Und so lagen sie immer noch, fast zwei Wochen später, als Bernhard Hollister den Baum abschmückte.

Begegnung mit Felix

Felix ist mein Patient in einer Tagesklinikgruppe des Heckscher-Klinikums. Morgens wird er von einem Sammeltaxi gemeinsam mit anderen Kindern von zu Hause abgeholt und am späten Nachmittag wieder heimgebracht. Abends und am Wochenende ist er bei seiner Familie.

Der Weihnachtsabend, an dem Felix das von seinen Eltern liebevoll für ihn ausgesuchte Kaspertheater geschenkt bekam und sich darüber gar nicht freuen konnte, liegt inzwischen ein Jahr zurück. Die Szenen unter dem Weihnachtsbaum, in denen die Familie Hollister das jüngste Kind wieder einmal als scheinbar unbeteiligten, freudlosen und nicht begeisterungsfähigen Einzelgänger ohne jedes Einfühlungsvermögen für festliche Anlässe erlebte, waren keine Ausnahme. Dieses Erlebnis ließe sich durch viele ähnliche frustrierende Momente ergänzen, die sich wie ein roter Faden durch das Familienleben ziehen. Beide Eltern hatten sich schon lange Gedanken darüber gemacht, warum Felix so anders ist als seine beiden älteren Geschwister. Die einem ins Gesicht schauen, wenn sie lachen oder jammern, wenn sie enttäuscht sind. Blickkontakt aufnehmen und halten, überhaupt Gefühle zeigen – das konnten sie Felix einfach nicht beibringen.

Andererseits erlebten sie, wie Felix mit zweieinhalb die Sprache schon besser beherrschte als sein älterer Bruder Justus im gleichen Alter. Sie waren fasziniert von seinem frühen Interesse für Buchstaben. Mit erst 4 Jahren konnte der Kleine schon kluge Vorträge über Dinosaurier oder Rennautos halten, die er allerdings auch dann nicht beendete, wenn ihm keiner mehr zuhören wollte. Anfangs beunruhigte es die Eltern nicht weiter, dass Felix sich nicht von seinem zerrissenen und verschmutzten Wollpullover trennen wollte und in seinem kleinen Zimmer immer alles genau auf demselben Platz stehen musste. Sie taten es als vorübergehende Marotten ab. Und dass Felix förmlich explodierte, wenn irgendjemand irgendetwas an seinen Formationen veränderte, interpretierten sie lange als Ordnungsliebe, von der sich seine älteren Geschwister »ruhig eine Scheibe abschneiden« hätten können, wie sich Martina Hollister später in unserer Klinikambulanz erinnern wird.

Als aber die Erzieherin aus dem Kindergarten, in den Felix mit Ende vier kam, die Mutter darüber informierte, wie schwierig, ja geradezu unmöglich es sei, Felix zum Spielen mit anderen Kindern zu bewegen, war sie erstmals richtig verunsichert. Später fiel dann in einem Elterngespräch über Felix zum ersten Mal das Wort »Autismus«. Man solle doch den Kinderarzt um Rat fragen, der habe vielleicht eine Idee. Martina Hollister erzählte ihrem Mann von dieser Unterredung im Kindergarten. Der wiegelte das angesprochene Thema jedoch nur ab. »Dieser Psychofirlefanz, die sollen den Felix bloß in Ruhe lassen, ich habe als Kind auch am liebsten allein gespielt«, hat Bernhard Hollister etwas gereizt reagiert. Aber er beschloss, sich trotz seiner starken beruflichen Belastung in Zukunft etwas intensiver um seinen jüngsten Sohn zu kümmern. Als Felix ein halbes Jahr später wegen eines komplizierten Hustens einem neuen Kinderarzt vorgestellt wurde, erkundigte sich dieser beiläufig nach eventuellen anderen Problemen mit Felix. Seine häuslichen Auffälligkeiten und die beobachteten Verhaltensschwierigkeiten im Kindergarten wurden von Elternseite damals übergangen.

Mit bitterernster Miene und gesenktem Blick, die Schultüte fest im Griff, steht Felix an seinem ersten Schultag zwischen seinen Eltern auf dem Pausenhof. Etwas skeptisch und beklommen begleiten beide ihren Sohn in sein Klassenzimmer. Es ist ihnen ein besonderes Anliegen, kurz die neue Lehrerin anzusprechen. Sie soll rechtzeitig wissen, dass ihr künftiger Schüler Felix »sehr klug, aber eben etwas eigenbrötlerisch« ist und viel Verständnis und Geduld braucht. Noch lacht die Lehrerin zuversichtlich und wünscht der Familie einen guten Start. Felix, der von da an von seiner Mutter zur Schule gebracht und wieder abgeholt wird, wirkt bedrückt und in sich gekehrt. Vom Unterricht will er nicht viel erzählen. Und es vergehen nur ein paar Tage, bis die Lehrerin bei den Hollisters anruft und dringend um ein Gespräch bittet. Nachdem die Lehrerin den Eltern gesagt hat, dass ein Verbleib von Felix wegen seines auffälligen, von ihr nicht steuerbaren Verhaltens wenigstens im Moment nicht möglich und aus ihrer Sicht eine kinderpsychiatrische Abklärung unbedingt erforderlich sei, bemühen sich die Hollisters um einen Termin in unserer Ambulanz für Entwicklungsstörungen. Hier können Kinder mit Verzögerungen und Defiziten im Bereich der Intelligenz und der Sozialkompetenz, der Sprache, der Motorik und der schulischen Fertigkeiten wie Lesen, Schreiben und Rechnen zur diagnostischen Einschätzung vorgestellt werden.

Bedauerlicherweise verstreichen in Abhängigkeit vom Schweregrad der bestehenden Störung und der Sensibilität der verantwortlichen Bezugspersonen zwischen dem ersten Bemerken von autistischen Symptomen und einer richtigen diagnostischen Einordnung oft mehrere Jahre. Es kommt sogar vor, dass leichtere Fälle aus dem autistischen Formenkreis erst im jungen Erwachsenenalter als solche erkannt werden.

Bei Felix wurde eine gründliche psychiatrisch-psychologische Untersuchung durchgeführt. Neben einer Bestimmung seines allgemeinen Intelligenz- und Entwicklungsniveaus mussten dabei auch die Seh- und vor allem die Hörfähigkeit überprüft werden. Denn nicht selten identifiziert man bei einem Kind mit autistisch anmutenden Auffälligkeiten zum Beispiel eine bis dato übersehene Schwerhörigkeit, die ja auch als Ursache für eine Störung der Kommunikation und Interaktion infrage kommen kann. Ein Elektroenzephalogramm (EEG), eine Bildgebung des Gehirns (MRT) und manchmal chromosomale und molekulargenetische Untersuchungen können die apparative Diagnostik abrunden. Ganz entscheidend bei der Autismusdiagnostik sind jedoch erstens fundierte Informationen über Vorgeschichte und Symptomatik aus dem Blickwinkel der engen Bezugspersonen, also meistens der Eltern, und zweitens eine exakte Verhaltensbeobachtung des Kindes durch kinderpsychiatrische Experten. Für beide Schritte eignen sich am besten standardisierte Interview- und Beobachtungsinstrumente, die schwerpunktmäßig drei Funktionsbereiche genauer beleuchten:

1. Wann und wie hat sich die Sprache eines Kindes entwickelt, und wie benutzt es die Sprache in seiner Kommunikation mit anderen?
2. Wie gestaltet das Kind seine sozialen Kontakte und Beziehungen zu Gleichaltrigen und zu Erwachsenen mit seiner Gestik und Mimik, etwa beim Blickkontakt, und kann es Rücksicht nehmen und sich in andere Personen einfühlen?
3. Hat das Kind besonders intensive Interessen und ausgefallene Wissensgebiete, mit denen es sich in übertriebener Weise beschäftigt, oder führt es Verhaltensmuster wie etwa eigenartige Handbewegungen beziehungsweise Berührungen von speziellen Gegenständen in stereotyper oder ritualisierter Weise aus?

Tatsächlich bestätigt sich bei Felix relativ bald unser Verdacht auf ein Aspergersyndrom. Dabei handelt es sich um eine besondere Spielart des Autismus. Nach heutigem Wissensstand haben alle autistischen Störungen biologisch-organische Ursachen. Höchstwahrscheinlich sind genetische Faktoren an der Entstehung der Erkrankung ganz wesentlich beteiligt und nicht irgendein erzieherisches Fehlverhalten, wie es in vergangener Zeit auch von bestimmten Fachleuten behauptet wurde. Im Gegensatz zum frühkindlichen Autismus fällt der Aspergerautismus meistens erst später auf, Sprachentwicklungsverzögerungen sowie erhebliche Einschränkungen der kognitiven Entwicklung finden sich im Allgemeinen nicht. Im Vordergrund des klinischen Bildes stehen bei Felix die hochauffällige soziale Interaktion und die Sonderinteressen. Weil es zwischen den Autismusunterformen fließende Übergänge gibt und eine sichere Unterscheidung nicht immer möglich ist, wird neuerdings auch von Autismus-Spektrum-Störungen gesprochen. Entsprechend diesem neuen Konzept wird nicht streng irgendeine Unterform des Autismus einem Patienten zugesprochen, sondern vielmehr beurteilt, wie stark im Einzelfall die autistische Symptomatik ausgeprägt ist und welches Maß an Unterstützung dieser Patient deshalb braucht. Hier gibt es sehr große Unterschiede. Während der eine Betroffene aufgrund seiner vielfältigen Symptomatik möglicherweise sein Leben lang einer intensiven Unterstützung und Betreuung bedarf, gelingt es einem intellektuell gut ausgestatteten und nur leicht Erkrankten, sich mit seinem Handicap recht gut zu arrangieren und sein Leben ohne große Fremdhilfe erfolgreich zu meistern.

Wie sehr es dem mittlerweile 8-jährigen Felix eines Tages gelingen wird, sich im Leben zurechtzufinden, ist heute noch ungewiss. Autistische Störungen, so auch das Aspergersyndrom, lassen sich nicht heilen. In vielen Fällen können wir sie jedoch therapeutisch umso günstiger beeinflussen, je früher wir sie erkennen und das betroffene Kind behandeln und fördern. Wichtige Voraussetzungen für eine gelingende Therapie und vorausschauende Lebensplanung eines autistischen Kindes sind die Akzeptanz der Diagnose und die Bereitschaft zur Kooperation bei seinen Bezugspersonen. Diesen bedeutenden Schritt sind Martina und Bernhard Hollister mit uns gegangen. Sie waren sehr betroffen, zugleich aber auch ein Stück erleichtert, als wir ihnen die Diagnose »Aspergersyndrom« mitteilten und genauer erläuterten. Zwar mussten sie einsehen, dass sie über einen langen Zeitraum das Ausmaß der Verhaltensstörungen ihres jüngsten Kindes unterschätzt hatten. Andererseits wissen sie jetzt aber auch, dass seine Verhaltensstörung nicht Folge ihres pädagogischen Versagens ist.

Während des ersten Monats seines tagesklinischen Aufenthaltes fiel es Felix noch sehr schwer, in der Kindergruppe seinen Platz zu finden. Zunächst spielten sich bei uns in der Klinik ähnliche Szenen ab, wie sie schon von seiner früheren Grundschullehrerin berichtet worden sind: Felix zieht sich in eine Ecke zurück, sagt kein Wort und hält sich die Ohren zu, wenn man ihn anspricht. Dann säuselt er, immer lauter werdend, wie provozierend vor sich hin und bekommt einen Tobsuchtsanfall, als unsere heilpädagogische Erzieherin seinen Singsang behutsam, aber entschlossen unterbrechen will. In den ersten Tagen verweigerte er auch das Mittagessen, das ihm ungewohnt erschien. Es fiel auch schwer, Felix dazu zu bringen, morgens seinen roten Anorak abzulegen, an dessen Kragen er unablässig herumkaute. Bald regten sich zumindest leichte Zweifel, ob Felix das angebotene tagesklinische Setting durchhalten konnte oder alternativ doch vollstationär aufgenommen werden musste. Doch nach einigen Tagen klappte es, Felix, wenn auch im bis oben zugeknöpften roten Anorak, für zwei Stunden in unsere Klinikschule zu schicken. In einer jahrgangsgemischten Klasse mit sieben bis zehn Kindern, die teilweise ebenfalls autistische Züge aufweisen, wird er von zwei auf diesem Gebiet besonders erfahrenen Lehrern unterrichtet.

Dass Felix in der Tagesklinikgruppe bleiben konnte, ist aber nicht zuletzt seinen Eltern zu verdanken. Sie haben ihn zu Beginn der Behandlung jeden Morgen eisern und konsequent ins Sammeltaxi zu den anderen Kindern bugsiert und seinen erbitterten Widerstand ausgehalten, wie wir es vorher gemeinsam besprochen hatten. Und sie haben ihm eindringlich und schließlich auch mit Erfolg klargemacht, dass er diese »Schikane« jetzt einfach aushalten müsse, wenn er einmal als »richtiger« Schüler sein Wissen über Dinosaurier, Fixsterne und Sonnenstürme erweitern wolle. Und siehe da: Felix, der übrigens bei unserer Intelligenztestung überdurchschnittlich gut abgeschnitten hat, gab seinen Widerstand langsam auf. Nach einiger Zeit suchte er sich schweigend seinen Sitz im Taxi, immer links hinten, und ließ sich zu uns in die Tagesklinik chauffieren. Seine Eltern und wir haben das Gefühl, dass er jetzt, nach ungefähr sechs Wochen, einigermaßen gut angekommen ist. Auch in den Räumen seiner Tagesklinikgruppe hat er sich inzwischen zurecht- und seinen festen Platz gefunden. Er kennt hier mittlerweile seine Bezugspersonen; eine Erzieherin scheint ihm besonders zu liegen, und an diese will er sich am liebsten immer halten. Auch die anderen Therapieräume der Klinik sind ihm nicht mehr so fremd. Und er nahm sogar einen, wie es scheint, immer wohlwollenderen, geschickt von seinen Erzieherinnen eingefädelten Kontakt zu einem etwas älteren, stillen Mädchen auf, dem er sogar von sich erzählt.

Autistische Kinder kommen in einer strukturierten Umgebung viel besser zurecht als in unübersichtlichen Verhältnissen. Deshalb bemühen wir uns in der Klinik, speziell für Kinder mit autistischen Syndromen einen klar strukturierten, regelmäßigen Tagesablauf in gut überschaubaren Räumlichkeiten anzubieten. Dazu gehören geregelte Schul-, Essens-, Spiel- und Therapiezeiten. Das Kind soll sich daran wie an sicheren Leitplanken orientieren können. Nach einem ungefähr zweimonatigen Tagesklinikaufenthalt scheint Felix in der Klinik diese notwendige Orientierung gefunden zu haben. Er wirkt emotional etwas gefestigter, nicht mehr so abgekapselt, und er öffnet sich für verhaltenstherapeutisch ausgerichtete Therapieprogramme, in denen seine soziale Wahrnehmung geschärft und ein verträglicheres Gruppenverhalten eingeübt wird. Felix ist mittlerweile in der Lage, vormittags den vierstündigen Schulunterricht in seiner Kleingruppe durchzuhalten und sich den Stoff der ersten Klasse anzueignen. Stolz, wenn auch mit gewohnt ernster Miene, präsentierte er an einem sogenannten Abholfreitag, an dem alle Tagesklinikeltern ihre Kinder persönlich von der Klinik nach Hause bringen, in seinem Schulheft einen kleinen, selbst verfassten Text. Für den ist er von seiner Klinikklassenlehrerin vorher besonders gelobt worden.

Felix, der heute 8-jährige Bub mit dem Aspergersyndrom, wird sicherlich noch einige Zeit in unserer Tagesklinik bleiben und hoffentlich von diesem Aufenthalt weiter profitieren. Bis zum Ende der teilstationären Behandlung wird es vor allem auch darum gehen, gemeinsam mit den Eltern die Weichen für seine weitere Entwicklung zu stellen. Wir haben Martina und Bernhard Hollister aus diesem Grund zu Informationsabenden für Eltern mit autistischen Kindern in unser Haus eingeladen und für die Zeit nach der stationären Behandlung ihres Sohnes darüber hinaus auf den Selbsthilfeverband autismus Oberbayern e.V. aufmerksam gemacht. Falls seine Fortschritte anhalten, sollte es eigentlich möglich sein, Felix demnächst wieder in seine ursprüngliche erste Schulklasse zurückzuführen oder ihn alternativ in eine Parallelklasse zu integrieren. Vielleicht kann er dort vom Mobilen Sonderpädagogischen Dienst mitbetreut werden.

Dies würde dem Inklusionsmodell entsprechen, das heute ein wichtiges pädagogisches Leitmotiv ist. Eine Reihe autistischer Kinder unterschiedlichen Schweregrads werden schon heute in Deutschland danach, das heißt gemeinsam mit nicht behinderten Kindern, unterrichtet. Nicht jedes autistische Kind kommt dafür infrage, manche sind möglicherweise besser in einer speziellen Förderschule aufgehoben. Wenn aber ein Kind mit seiner spezifischen Störung oder Behinderung für inklusiven Unterricht geeignet erscheint, sollten wir ihm diesen Weg nicht verschließen. Damit das Inklusionsmodell nicht scheitert, müssen allerdings eine Reihe unabdingbarer Voraussetzungen erfüllt sein, die erhebliche Kosten verursachen. Denn ohne speziell getroffene Maßnahmen können die Schulen diesem schwierigen gesellschaftlichen Auftrag nicht gerecht werden. Vor allem geht es darum, dass diese Schulen personell adäquat ausgestattet, die dort tätigen Lehrkräfte entsprechend weitergebildet und auf ihre neue Aufgabe vorbereitet werden. Dass für autistische Schüler, falls erforderlich, auch fachlich fähige Schulbegleiter zur Verfügung gestellt werden. Und dass schließlich die Kooperation zwischen Schule und Medizin, zwischen Schule und Kinder- und Jugendpsychiatrie im Besonderen, in Zukunft noch besser ausgebaut wird.

▶ ▶ Über das Aspergersyndrom

Das Aspergersyndrom gehört neben dem frühkindlichen Autismus und dem atypischen Autismus zu den sogenannten Autismus-Spektrum-Störungen. Gemeinsam ist den autistischen Störungen, dass qualitative Beeinträchtigungen in den Bereichen »soziale Interaktion«, »Kommunikation« und »Verhaltens- und Interessensrepertoire« bestehen. Die Symptomausprägung sowie die Einschränkungen für die Betroffenen können sehr unterschiedlich sein, die Grenzen zwischen den verschiedenen autistischen Störungen sind fließend. Der Kinderarzt und Heilpädagoge Hans Asperger (1906–1980) berichtete erstmals über Kinder, die sich wie die von dem Kinder- und Jugendpsychiater Leo Kanner (1896–1981) beschriebenen frühkindlichen Autisten ebenfalls durch soziale Auffälligkeiten und eingeschränkte Interessensgebiete auszeichneten. Ihre Symptomatik mache sich aber erst etwas später bemerkbar. Betroffene seien intellektuell meist gut begabt und verfügten über eine gute, fast manierierte Ausdrucksweise. In der Folge wurde dieses Syndrom als »Aspergersyndrom« bekannt.

- ... gelangt oftmals zu einem sehr frühen Spracherwerb, jedoch spricht es auf eine besondere Weise altersuntypisch; Hans Asperger beschrieb die Sprechweise mit »wie kleine Professoren«
- ... besitzt eine gestörte Kommunikationsfähigkeit, unter anderem: Sprachliche Fähigkeiten werden nicht zur sozialen Verständigung gebraucht; es spricht häufig ohne Rücksicht oder Anpassung an den Zuhörer; es fällt ihm schwer, auf Annäherungen durch andere Menschen emotional zu reagieren, und es zeigt wenig bis keine Empathie (Ausdruck dafür sind vor allem die Vermeidung von Blickkontakt, die Absonderung von anderen in der Familie oder Kindergartengruppe und die intensive Beschäftigung mit sich allein)
- ... hat restriktive Interessen, das heißt, es beschäftigt sich intensiv mit besonderen Themen (zum Beispiel mit Fahrplänen, Telefonbüchern, Dinosauriern)
- ... zeigt stereotype Verhaltensmuster, das heißt, es werden alltägliche und neue Beschäftigungen immer wieder auf die gleiche Art und Weise ausgeführt
- ... besteht auf Routinen, das heißt, es bevorzugt immer gleiche Abläufe und Dinge (zum Beispiel den immer gleichen Pullover)

Mögliche Ursachen ...

* ... bestehen nicht in pädagogischem Versagen
* ... sind nach heutigem Wissensstand biologisch-organischer Natur, höchstwahrscheinlich sind genetische Faktoren an der Entstehung der Erkrankung wesentlich beteiligt

In der Therapie ...

* ... wird durch psychotherapeutische, heilpädagogische und manchmal auch pharmakologische Maßnahmen versucht, die Symptome positiv zu beeinflussen
* ... werden folgende Ziele verfolgt: Verbesserung der Selbstständigkeit und der sozialen Interaktions- und Kommunikationsfähigkeit; Verringerung von Ritualen und Zwängen
* ... wird eng mit den Familienangehörigen zusammengearbeitet und versucht, die Umwelt auf die Bedürfnisse des Kindes einzurichten
* ... werden verschiedene Alltagssituationen geübt
* ... wird soziales Kompetenztraining angeboten
* ... werden die Eltern zum Besuch von Selbsthilfegruppen motiviert

Chancen

In vielen Fällen können autistische Störungen wie das Aspergersyndrom therapeutisch umso günstiger beeinflusst werden, je früher sie erkannt werden und das betroffene Kind behandelt und gefördert wird. Wichtige Voraussetzungen für eine gelingende Therapie sind die Akzeptanz der Diagnose und die Bereitschaft zur Kooperation bei seinen Eltern und Bezugspersonen. In speziellen Kindergärten und Förderschulen für autistische Kinder (Adressen über autismus Deutschland e.V.) herrschen störungsangepasste Bedingungen wie zum Beispiel kleine Gruppen, räumliche Rückzugsmöglichkeiten und ein spezielles und Sicherheit gebendes Verständnis. Hier können individuelle Förderziele verfolgt werden (Frühförderung). Im Schulalter kommen manche autistische Kinder und Jugendliche auch für einen inklusiven Unterricht infrage.

Innerlich immer unterwegs

Leon, 9. ADHS

Die vierte Stunde, das ist die Schulstunde, die Leon immer besonders schwerfällt. Es ist die Stunde, in der Frau Lauenstein Rechnen durchnimmt. Frau Lauenstein ist eine strenge Lehrerin, das heißt, sie lässt kein Fehlverhalten ohne Folgen durchgehen. Sie findet, dass auch 8- oder 9-Jährige wissen müssen, dass es nicht in Ordnung ist, den Unterricht zu stören und damit vor allem das Lernen der anderen zu erschweren.

Frau Lauenstein ist deshalb nicht unfreundlich, ganz im Gegenteil, sie lacht viel, und sie spornt ihre Schüler immer wieder aufs Neue an. Die große dunkelhaarige Frau mit der sportlichen Figur lobt viel und kritisiert wenig. Sie mag Kinder wirklich gern und hat selbst drei Töchter. Aber Buben, die vorlaut oder frech sind, schätzt sie gar nicht. Solche, die sich übermäßig in den Vordergrund spielen, die ihre körperliche Überlegenheit ungehemmt gegenüber Gleichaltrigen ausspielen und die vor allem glauben, weil sie sich zu Hause alles erlauben dürfen, sei das auch in der Schule möglich.

Im Grunde tut sich Frau Lauenstein mit Buben schwer, weil es ihnen schwerer fällt, sich an die Regeln zu halten, still zu sitzen, weil sie lauter sind und unbeherrschter, weil die meisten viel lieber Fußball spielen würden, als im

Klassenzimmer zu sitzen, und weil sie mit ihrem starken Bewegungsdrang anstrengender in diesem Alter sind. Und wohl auch, weil ihre dritte Klasse 28 Schülerinnen und Schüler hat, die Schüler aber in der Mehrheit sind – und das macht Frau Lauenstein an manchen Tagen wirklich zu schaffen. Besonders am Donnerstag in der vierten Stunde, wenn Rechnen auf dem Stundenplan steht.

Es ist ja gar nicht so, dass die Buben (und manchmal auch die Mädchen) die ganze Stunde mit Papierkügelchen schießen müssten, um einen nachhaltigen Störeffekt zu erzielen. Es genügt ja, dass sich ein paar immerfort mehr für das interessieren, was hinter ihrem Rücken vorgeht, als für das, was gerade vorn an die Tafel geschrieben wird. Was macht denn der Elias gerade? Und der Antonio und der Paul und der Mehmet und der Jonathan? Sie drehen sich immerfort nacheinander um, suchen den Blickkontakt zu den Hinterbänklern, stupsen ihren Banknachbarn an, machen ihn auf etwas aufmerksam, das gerade draußen am Fenster vorbeigeflogen ist, flüstern ihm etwas zu, was ihnen gerade durch den Kopf geht. Rufen einfach in die Klasse hinein, wenn ihnen etwas zu dem einfällt, das Frau Lauenstein gerade gesagt hat, egal ob es nun passt oder nicht. Und manchmal verstecken sie sich unter der Bank und tun so, als seien sie plötzlich ganz woanders. Wie jetzt Leon zum Beispiel.

»Leon, darf ich dich fragen, was du da unten eigentlich machst?«, fragt Frau Lauenstein und schaut Leon an, der unter der Bank mit gesenktem Kopf hockt.

Ihr Blick fällt auf das aufgeschlagene Rechenheft von Leon. Keine Rechnung, das sieht sie sofort, geht auf. Bei den meisten stimmt nicht mal die Aufgabenstellung. Alles ist wirr und durcheinander. »Du sollst deine Aufgaben machen – und nicht … Leon, ich rede mit dir!«

»Ich bin nicht da«, sagt Leon mit sehr leiser Stimme.

»Du bist was nicht?«

»Ich bin nicht da.«

Gekicher in der ganzen Klasse.

»Leon, deine Mitschüler lachen über dich. Du kommst jetzt sofort unter der Bank hervor.«

»Ich darf nicht.«

»Was heißt das, du darfst nicht! Jetzt komm sofort unter der Bank hervor. Sonst erhältst du einen Verweis, und du weißt genau, was das bedeutet.«

Leon verharrt noch einen Moment, der Frau Lauenstein mit der kichernden Klasse im Rücken wie eine halbe Ewigkeit vorkommt, schließlich hebt er den Kopf, bis er Frau Lauenstein sieht, schaut sie an und nickt entschlossen. Dann kriecht er unter der Schulbank hervor. Sein Nachbar, Jakob, feixt unverhohlen.

Mühsam schiebt sich Leon wieder auf seinen Stuhl und schaut Frau Lauenstein stumm an. Er sieht nicht schuldbewusst aus, eher neugierig. Er ist gespannt, was geschieht, vor allem, weil er weiß, dass es etwas Neues sein wird, weil das, was er getan hat, auch ganz neu war.

»Wir werden uns nach der Stunde darüber unterhalten, Leon. Dein Verhalten ist nicht in Ordnung, was ist denn nur in dich gefahren?« Frau Lauenstein schaut ihn unverwandt an. »Nun sag schon, Leon.«

»Der Jakob hat gesagt, er will mich nicht mehr sehen. Da musste ich unter meine Bank. Wo sollte ich denn sonst hin?«

»Jakob, ist das wahr?«, fragt Frau Lauenstein Leons Banknachbarn.

»Nein, ganz bestimmt nicht, ich bin doch nicht dumm.«

»Lüg mich nicht an, Jakob. Warum sollte der Leon denn sonst so etwas tun?«

»Na ja, irgendwas habe ich vielleicht gesagt«, sagt Jakob und grinst schelmenhaft zu den Jungs, die in der Reihe hinter ihm sitzen. »War doch nur ein Witz. Ein Spiel. ›Ich sehe was, was du nicht siehst‹. Und ich habe Leon nicht gesehen. Und der Joshua ...«
»Was ist mit Joshua?«
»... der musste raten, was ich nicht sehe. Na ja, und ich habe eben den Leon ...« Die Klasse kichert und lacht, als ob ein Sturm aufbranden würde.
»Ruhe! In der Mathematikstunde? Das ist respektlos. Ihr bekommt dafür zwei Muggelsteine weggenommen. Und Leon, mit dir möchte ich nach der Stunde reden.«
Leon ist ein zierlicher Bub mit rotblonden Haaren. Seine blauen Augen schauen immer ein bisschen ängstlich in die Welt. Er ist eigentlich kein Klassenclown und auch keiner, der sich fortwährend in den Vordergrund spielen muss. Aber er lässt sich schnell ablenken und zu vielerlei Art von Schmarrn überreden, der seinen Klassenkameraden gerade in den Sinn kommt. Er kann sich, wenn er etwas lustig findet, ausschütten vor Lachen, was bei ihm ein wenig seltsam klingt, weil er eine piepsige Stimme hat und sich das Lachen mehr wie ein Quietschen anhört. Sein Spitzname ist daher Quietschi. Gruppen machen ihn nervös. Er nimmt jedes Signal seiner Klassenkameraden auf und versucht darauf einzugehen, mal mit Grimassen, mal mit Gesten oder witzigen Bemerkungen, die er ihnen zuzischt. Obwohl er nicht nur zierlich, sondern auch recht klein ist, gehört er zu den besten Fußballern der Klasse. Leon versteht, dass der Sinn dieses Spiels darin besteht, dass die eigene Mannschaft den Ball ins Tor der anderen Mannschaft befördern muss, und nicht darin, dass ein bestimmter Spieler, nämlich er selbst, diesen Treffer erzielt. Leon ist ein guter

Passspieler, was er auch im Fußballverein unter Beweis stellt.

Eigentlich ist er Frau Lauenstein sympathisch. Sie mag sein feines Gesicht, seine ganze Erscheinung ist ihr angenehm, seine Art, wie er anderen Kindern begegnet. Aber dennoch geht er ihr im Unterricht wahnsinnig auf die Nerven. So nervös, wie Leon selbst zu sein scheint, so nervös macht er auch Frau Lauenstein. Aber er ist nicht der Einzige. Es gab noch viel schlimmere. *Gab*, muss man sagen. Denn da wurde mittlerweile eine Lösung gefunden, für die es ihrer Ansicht nach keine Alternative gab. Weil sie diese Maßnahmen in enger Absprache mit den Eltern und den Kinderärzten der Familien in die Wege geleitet hat. Bei Leon war sie sich aber noch unsicher, ob der bei den drei anderen Buben eingeschlagene Weg auch für ihn der richtige sei. *War*. Sie *war* sich unsicher bis zu dieser vierten Stunde. Wenn die Unfähigkeit, sich zu konzentrieren, am Unterricht teilzunehmen, seinen Bewegungsdrang angemessen zu kontrollieren, auch bei Leon so wenig ausgeprägt ist, dann muss man sich allmählich überlegen, wie dem Buben geholfen werden kann.

Frau Lauenstein sieht auf Leon herab, wie er da mit zusammengebissenen Lippen auf sein Heft starrt. Sind seine Wangen gerötet, weil er sich vor seinen Klassenkameraden schämt, oder ist er einfach fiebrig vor Aufregung, wegen der ganzen Klassensituation, des ganzen Drumherums?

Was weiß sie denn im Grunde von ihm?

Oder anders gefragt: Was müsste sie unbedingt von ihm wissen?

So lange kennt sie ihn ja noch gar nicht. Er war mit seinen Eltern vor einem guten Jahr in die Stadt gezogen und hatte sich erstaunlich schnell in der eher unruhigen Klasse zurechtgefunden.

Leon hat Eltern, die ihn lieben und für ihr Kind nur das Allerbeste wollen. Das ist viel, sehr viel sogar. Es gibt viele Kinder, die das von ihren Eltern nicht behaupten können. Leon kann das. Seine Eltern sparen an nichts. Der Fußballverein ist eine Sache, die sie akzeptiert haben, wie man das Wetter in Deutschland akzeptiert. Ohne Sommerregen und Sturmböen, ohne Matsch und Nebel ist das Land nicht zu haben. Und ohne Fußball ist Leon nicht zu haben. Leons Eltern haben den Fußballverein geschluckt, wie andere eine bittere Pille schlucken, die gut für ihr Herz-Kreislauf-System ist. Fußball ist gut für das Familiensystem, denn sonst wäre Leon unerträglich in seinen Launen. Aber für Leons Eltern ist Fußball ein nur schwer zu ertragender Proletensport, mag er auch noch so salonfähig geworden sein. Sie schätzen Freizeitaktivitäten, die ein gewisses Niveau haben und die ein Kind mehr noch weiterbringen als die simple Jagd nach dem runden Leder. Der Ausgleich für das Kicken soll das Gitarrespielen sein. Leon ist nicht rasend davon begeistert, aber er hat sich in sein Schicksal gefügt, das auf einer einfachen Bedingung beruht: »Du kannst gern Fußball spielen, wenn du ein Instrument lernst. Das eine geht nicht ohne das andere. In dem Augenblick, in dem du mit dem Gitarrespielen aufhörst, melden wir dich von deinem geliebten Fußballverein ab. Du bist ja sowieso noch im Tennisverein. Das reicht im Zweifelsfall als sportliche Betätigung.« Die Eltern von Leon möchten sehr gern sehr stolz auf ihren Sohn sein. So stolz, wie sie auf ihre Tochter sind. Sarah ist fünf Jahre älter und ein »wunderbares Mädchen«, wie ihre Mutter nicht müde wird zu sagen. Sie ist eine gute Schülerin, sehr ruhig und ausgeglichen, und hat nicht die geringste Mühe, sich auf das Familienleben einzustellen, ja es im Zweifelsfall mitzutragen.

Das Architekturbüro des Vaters, die kleine Werbeagentur, die die Mutter gemeinsam mit zwei Frauen betreibt – das alles verlangt von der ganzen Familie ein hohes Maß an Flexibilität und Stressresistenz. Der Tag beginnt früh, und er endet spät. Mutter und Vater setzen sich voll für den Erfolg ihrer Unternehmen ein, aber sie legen großen Wert darauf, trotzdem Zeit mit ihren Kindern zu verbringen. Sie sind hart arbeitende Menschen, die alles versuchen, ihr Familienleben mit gemeinsamen Aktivitäten sinnvoll und erfüllt zu gestalten. Sie lieben ihre Berufe, ihre Kinder und nicht zuletzt einander aufrichtig. Das ist viel Gutes, aber es fordert Einsatz und Zeit.

Der Tag der Familie Reickels ist nicht nur für Mutter Claudia, Vater Philip und Tochter Sarah lang. Er ist es auch für Leon, denn abends – meist spätabends – isst die Familie gemeinsam, weil das für Vater und Mutter der schönste Teil des langen Tages ist und sie Wert darauf legen, ihn in einem gemütlichen Rahmen zu Ende zu bringen. Leon wächst behütet auf, in einer intakten Familie, er ist begabt und kein schlechter Schüler, der abgesehen von seinem ungebührlichen Betragen gute Chancen hätte, wie seine Schwester die Qualifikation für das Gymnasium zu schaffen. Leon hat Freunde und Hobbys, alles könnte wunderbar sein, wenn da nicht diese Unruhe wäre und es ihm nicht so oft schwerfiele, sich auf etwas länger zu konzentrieren.

Für Frau Lauenstein steht jetzt fest, dass sie mit den Eltern ein weiteres Gespräch führen muss, damit ihrem Sohn geholfen wird. Beim letzten Elterngespräch vor einem Monat haben die Eltern sogar selbst einen Vorschlag gemacht: Sie zogen die Behandlung ihres Sohnes mit Ritalin in Erwägung, weil sie spürten, wie viel Aufmerksamkeit Leon der Lehrerin abverlangt.

Sie haben zugegeben, dass ihnen die wachsende Unruhe ihres Sohnes nicht entgehe. Wenn die Familie mal einen Filmabend gemeinsam bestreite, könne Leon kaum still sitzen. Die Mahlzeiten seien gekennzeichnet durch eine Aneinanderreihung von Ermahnungen, sich endlich auf das Essen zu konzentrieren und aufzuhören, seine Schwester zu ärgern: durch neckische Spielchen wie Kitzeln, ihr Besteck zu entwenden oder ihre Salatschüssel außerhalb ihrer Reichweite zu platzieren. Sich überhaupt in jedweder Art zu produzieren, wie es die Eltern ausdrücken. Da die schulischen Leistungen im letzten Jahr überdies zu wünschen übrig ließen, komme die Sorge hinzu, dass der immer für sicher gehaltene Übergang aufs Gymnasium in Gefahr gerate. Bei den Hausaufgaben spiele Leon ständig mit seinen Fingern, statt sich seinen Aufgaben zu widmen. Leon neige außerdem dazu, in Situationen, die andere als entspannt empfinden, in denen Ruhe einkehre, ein nervöses Augenzucken zu zeigen, er zwinkere dann ohne Anlass sehr häufig. Den Eltern sei dieses Verhalten erst in den letzten Monaten aufgefallen, wie sie der Lehrerin gegenüber in der Sprechstunde einräumten. Ein Besuch beim Kinderarzt wegen der Rastlosigkeit und Unkonzentriertheit, die er vor allem bei den Hausaufgaben an den Tag lege, verschoben Philip und Claudia Reickels aber auf Wunsch von Frau Lauenstein, weil sie sich damals nicht dazu durchringen konnte, einen weiteren ADHS-Fall in ihrer Klasse zu melden.

»Wissen Sie«, hatte die Mutter gesagt und die Lehrerin ratlos angesehen.»Mir scheint es so, als sei unser Junge innerlich immer unterwegs. Als würde er nie zur Ruhe kommen. Als gäbe es da etwas, das ihn nicht inne-halten lässt. Tief im Inneren, meine ich.«Er schlafe auch so schlecht, dabei sei er abends müde wie ein Stein, wenn er nach dem Abendessen um 10 Uhr ins Bett gehe. Er wache trotzdem sehr oft auf und geistere manches Mal nachts durch die Wohnung.

»Kehrt denn nie Ruhe ein?«, hatte Frau Lauenstein gefragt.

»Doch«, hatte die Mutter geantwortet,»komischer-weise, wenn er liest. Wenn er seine Comics und sogar Kinderbücher liest, die verschlingt er geradezu, und dann sitzt er ganz ruhig und frisst sich mit seinen Augen förm-lich in die Seiten. Das ist fast schon wieder unheimlich, das macht er sonst nur noch bei seinem Gameboy. Und wenn wir mal gemeinsam bei Gesellschaftsspielen zusam-mensitzen – nur leider ist so gut wie nie im letzten Jahr Zeit dafür gewesen.«

Bei dem Wort»Gameboy« hatte die Lehrerin wach-sam aufgeblickt.

Und Claudia Reickels hatte schnell gesagt:»Den kriegt er nur zwei Stunden am Tag. Dann muss er ihn mir oder meinem Mann geben.«

Und dann hatte Claudia Reickels die Lehrerin ihres Sohnes flehentlich angesehen, und ihr Blick hatte gesagt: Sie verstehen, was ich meine, nicht wahr? Und warum soll man nicht zu einem Medikament greifen, wenn damit allen, nicht nur dem Kind, sondern auch seiner ganzen Umgebung geholfen wird? Es ist doch nur zu seinem Besten.

»Ich bin kein Kinderarzt, ich bin kein Psychiater, ich bin eine einfache Grundschullehrerin«, hatte Sylvia

Lauenstein gesagt. »Aber lassen Sie uns noch ein wenig warten, vielleicht ist das ja jetzt nur eine Phase.« Das hat sie vor vier Wochen gesagt. Und nichts deutet zum jetzigen Zeitpunkt darauf hin, dass diese Phase zu Ende gegangen ist. Sie scheint eher noch intensiver geworden zu sein, noch unberechenbarer wirkt Leon in seiner fahrigen Unruhe, seinen Totalabwesenheiten im Unterricht, seinem Begehren, viermal in einer Unterrichtsstunde die Toilette aufsuchen zu dürfen.

Sie sieht auf das Kind hinab, das unablässig an seinen Knöcheln herumknetet, als könne man daraus irgendetwas Neues schaffen. Leon beißt sich auf die Lippen und – ja, da ist es, da ist das Zwinkern wieder, das sie nun auch schon ein paarmal beobachtet hat.

Sylvia Lauenstein schreckt aus ihren Gedanken auf, sie weiß gar nicht, wie lang sie am Tisch von Leon und Jakob gestanden hat. Die Klasse plappert durcheinander, jetzt fliegen doch ein paar Kügelchen, irgendwer schreit eine mittelschwere Beleidigung, da fällt einer vom Stuhl, und, natürlich, ein paar von ihren ganz speziellen Buben sind wieder mit von der Partie. Leon, weit unter ihr, auf seinem Holzstuhl, wendet den Kopf, er zappelt mit dem ganzen schmächtigen Kinderkörper, er weiß, dass gerade ordentlich was los ist in seiner Klasse, aber er weiß auch, dass er jetzt nicht mitmachen kann, weil Frau Lauenstein wie ein böser dunkler Schatten – so kommt es ihm gerade vor – direkt vor ihm auf eine Bewegung, einen Fehler wartet. Fast wie es bei Harry Potter die Dementoren tun.

Vielleicht, denkt Frau Lauenstein, sollte man mit Leon zu einem Kinderpsychiater gehen. Vielleicht ist ein Rezept nicht immer die richtige Lösung.

Begegnung mit Leon

Lehrerinnen wie Frau Lauenstein, die bei ihren Schülern nicht nur auf die Leistungen schauen, sondern auch auf Verhaltensauffälligkeiten achten und von sich aus das Gespräch mit den Eltern suchen – sie sind eigentlich keine Selbstverständlichkeit. Für uns Kinder- und Jugendpsychiater ist im Rahmen eines diagnostischen Prozesses oder bei der Therapieplanung der Dialog mit den Lehrern eines jungen Patienten manchmal genauso wichtig wie die Zusammenarbeit mit den Eltern. Lehrer sehen ein schwieriges Kind in einer anderen Umgebung als in der Familie, sie begegnen ihm in einem besonderen sozialen Kontext. Mit ihrer Berufserfahrung können sie das auffällige Verhalten eines Schülers im Unterricht oder in der Pause mit Eigenheiten anderer Kinder vergleichen und daraus ihre pädagogischen Schlüsse ziehen. Gar nicht so selten ist es auch, dass psychische Störungen zum ersten Mal in der Schule auffallen oder nur dort thematisiert werden. Manchmal neigen Eltern dann etwas einseitig dazu, in erster Linie die schulischen Bedingungen für ein von Lehrern angesprochenes Störverhalten ihres Kindes verantwortlich zu machen. Sie berufen sich auf eine zu große Klassenstärke, auf zu starken Leistungsdruck, auf ungeeignete, selbst überforderte oder voreingenommene Lehrer. Natürlich kann jeder hier erwähnte Aspekt im Einzelfall eine wichtige Rolle spielen. Meistens sind die Ursachen aber viel komplexer und haben ihre Wurzeln auch außerhalb der Schule.

Im Fall des 9-jährigen Leon scheinen Eltern und Lehrerin an einem Strang zu ziehen. Beide Seiten registrieren bei dem Buben ähnliche Symptome, die zu Hause und in der Schule jedem ins Auge springen. Es gibt, auch unterschwellig, keine gegenseitigen Schuldzuweisungen, man ist sich einig, dass hier eine professionelle Abklärung erforderlich ist. Und man ist auch mit den Überlegungen zur diagnostischen Einordnung von Leons motorischer Unruhe und leichter Ablenkbarkeit nicht unbedingt auf der falschen Fährte. Bemerkenswert ist, wie schnell die Eltern Reickels auf den Gedanken kommen, das zappelige Kind mit dem Medikament Ritalin zu behandeln. Diese therapeutische Möglichkeit, über die es viel Positives zu hören und Kritisches zu lesen gibt, favorisieren sie offenbar, noch bevor Leon überhaupt von einem Experten gründlich untersucht worden ist.

In der kinderpsychiatrischen Sprechstunde begegne ich neben Eltern, die aus unterschiedlichen, manchmal auch dogmatischen Gründen eine pharmakologische Behandlung ihres hyperaktiven Kindes grundsätzlich ablehnen, in den letzten Jahren auch immer öfter solchen, die sich schon beim Erstkontakt vor allem ein Rezept für ihr Kind wünschen. Ihnen erscheint es einfach praktisch, am besten nur mithilfe eines Medikamentes das unruhige und unkonzentrierte Verhalten ihres Kindes schnell zum Verschwinden zu bringen.

Herr und Frau Reickels sind bei unserer ersten Begegnung, zu der sie auch Leon, seine Schulzeugnisse und ein ausführliches Begleitschreiben seiner Lehrerin Sylvia Lauenstein mitgebracht haben, erfreulicherweise sehr offen und noch weitgehend unvoreingenommen. Etwas angespannt berichten sie, dass es wegen ihrer starken beruflichen Belastung nicht leicht für sie gewesen sei, sich gemeinsam Zeit für diesen Nachmittagstermin zu nehmen. Der 9-jährige Leon, der zwischen seinen Eltern auf meiner Couch sitzt, scheint, wenigstens am Anfang, der ruhigste meiner Besucher zu sein. Mehr oder weniger aufmerksam hört er seinen Eltern zu und muss dabei gelegentlich gähnen. Er ist ein noch relativ kleiner, sympathisch wirkender, heute wahrscheinlich unausgeschlafener Bub, der von sich erzählt, dass ihm bis auf Mathe die Schule ganz gut gefalle. Seine Lieblingsfächer seien »Sport und Pause«, sagt er etwas verlegen schmunzelnd. Mit seinen Klassenkameraden verstehe er sich ziemlich gut, manche würden ihn aber auch mal nerven, und »dann toben wir schon mal richtig«. Seine Lehrerin Frau Lauenstein finde er eigentlich schon nett, aber »manchmal ganz schön streng, genauso wie die Mama«. Dann zieht sich Leon mit einem Comicheft zurück in den Wartebereich vor meinem Sprechzimmer.

Nun erfahre ich von seinen Eltern mehr von Leons Vorgeschichte. Etwas quirlig, fordernd und lebhaft – vor allem im Vergleich zu seiner wesentlich stilleren älteren Schwester Sarah – ist ihr Sohn schon immer gewesen. Nennenswerte Probleme im Kindergarten oder während der ersten beiden Schuljahre hat es deshalb für Leon in der kleinen Stadt im Rheinland, in der die Familie bis zu ihrem Umzug nach Bayern vor gut einem Jahr gelebt hat, nicht gegeben. Damals hatte sich Herr Reickels nach einigen erfolgreichen Aufträgen aus dem Süden kurzfristig überlegt, sich mit einem neuen Büro als Architekt in München selbstständig zu machen. Und weil sich zufällig gleichzeitig für seine Frau die Gelegenheit ergeben hat, in eine kleine Münchner Werbeagentur einzusteigen, wurde aus der Idee ein gemeinsamer Entschluss. Eine große Herausforderung für die ganze Familie, verbunden mit vielen häuslichen Debatten, zwiespältigen Gefühlen und vor allem mit großer Hektik, weil alles wegen eines günstigen Mietobjektes in München sehr schnell gehen musste.

Das rasche Verlassen der alten, gewohnten Umgebung und das Eingewöhnen an einem neuen, fremden Ort hinterließen offenbar deutliche Spuren bei Leon. Was bisher nur als besonderer Akzent seines Wesens erkennbar war, wuchs sich bei dem Buben mittlerweile zum Problem, zum mutmaßlichen Symptom einer Störung aus. Um Leon das Einleben zu erleichtern, ihm jede Chance zu geben – »vielleicht auch ein bisschen aus schlechtem Gewissen« –, melden die Eltern ihn sofort im Fußballverein an und arrangieren zusätzlich noch Gitarrenunterricht. Trotz der knappen Freizeit der Erwachsenen planen die Reickels' schon 14 Tage im Voraus für die Wochenenden gemeinsame Museumsbesuche. »Wenn wir uns etwas vorgenommen haben, dann ziehen wir es auch durch«, lautet die Devise der Familie. Meine Frage, ob denn der ganze Tagesablauf für alle manchmal etwas überplant und stressig sein könnte, wird von beiden nachdenklich wirkenden Eltern vorsichtig bejaht. Selbstkritisch betrachtet, räumen beide ein, könnte es womöglich auch einen Zusammenhang geben zwischen ihren vielen, gelegentlich ausufernden Planungen, dem hektischen Lebensstil ihrer Familie und der Nervosität und Unruhe von Leon. Wir einigen uns darauf, Leon während der nächsten Tage in unserer Ambulanz genauer diagnostisch abzuklären. Die Eltern werden außerdem gebeten, für uns einen besonderen Fragebogen zu bearbeiten.

Natürlich steht bei Leon nach all den Informationen aus dem Elternhaus und der Schule, wo sein Verhalten seit einem Jahr auffällig ist, die Verdachtsdiagnose einer Aufmerksamkeitsdefizit-Hyperaktivitätsstörung im Raum. Ihr Kürzel ADHS wird heute sogar schon von vielen Kindern in ihrer Alltagssprache gebraucht. Zu den Leitsymptomen von ADHS gehören bekanntlich eine motorische Hyperaktivität, eine gestörte Aufmerksamkeit und eine übermäßig gesteigerte Impulsivität. Nach den bisher gültigen diagnostischen Richtlinien sollten diese Symptome schon vor dem Alter von 6 Jahren aufgetreten sein, in zwei Lebensbereichen, also etwa in der Schule und in der Familie, auffallen und mindestens sechs Monate vorhanden sein.

Untypisch ist außerdem nicht, wenn ein betroffenes Kind in der ersten Untersuchungssituation beim Arzt, die ja eher etwas Ungewöhnliches ist, kaum oder gar keine Symptomatik zeigt. Fast alle diese Kriterien treffen auf Leon zu. Auffällig ist bei ihm jedoch, dass seine motorische Unruhe, seine Ablenkbarkeit, begleitet von einer manchmal albernoppositionellen Trotzigkeit, seine Schlafstörungen und gelegentlichen Blinzeltics sich erst im dritten Schuljahr zu einem Problemverhalten zugespitzt haben – nämlich, als sich seine Lebensumstände einschneidend verändert haben. Die Ursache für ADHS ist bis heute nicht abschließend geklärt. Nach dem heutigen Wissensstand spielen aber neben genetischen Einflüssen mit Auswirkungen auf die Hirnreifung und die Balance bestimmter Neurotransmitter ebenso Umweltfaktoren eine wesentliche Rolle, vor allem, wenn es um den Ausprägungsgrad der Störung geht.

Leon wird nun von einer Psychologin getestet. Sie verwendet einige Testverfahren, zum Beispiel die Testbatterie zur Aufmerksamkeitsprüfung (TAP) und den Continuous-Performance-Test (CPT), mit deren Hilfe das Ausmaß von Aufmerksamkeitsdefiziten und Impulsivität objektiver als durch reine Verhaltensbeobachtung bestimmt werden kann. Außerdem versuchen wir, uns von Leons Verhalten in speziellen Situationen, etwa beim Erledigen der Hausaufgaben oder während eines Mühlespiels, ein konkretes Bild zu machen. Schließlich führen wir bei ihm auch eine Intelligenztestung durch, um sein intellektuelles Leistungsprofil besser einzuordnen. Im Hinblick auf die von ihm selbst angesprochenen Probleme beim Rechnen, die auch seiner Lehrerin auffallen, sind wir von den Ergebnissen der Leistungsdiagnostik nicht völlig überrascht: Bei einer gut durchschnittlichen allgemeinen Intelligenzleistung zeigt Leon eindeutige Hinweise auf eine Dyskalkulie, also eine Rechenstörung. Vergleichbar mit der Lese-Rechtschreib-Störung, handelt es sich dabei um eine Beeinträchtigung von Rechenfertigkeiten in den Grundrechenarten Addition, Subtraktion, Multiplikation und Division.

Alle Untersuchungsresultate zusammengefasst, bestehen für uns keine Zweifel mehr: Bei Leon besteht aktuell eine ADHS-Symptomatik. Sie scheint uns aber – im Vergleich mit anderen Fällen, denen wir in der Klinik begegnen – nicht besonders ausgeprägt zu sein. Es gibt jedoch einen Leidensdruck beim Kind selbst und, wie wir wissen, bei seinen wichtigen Bezugspersonen. Besonders bedeutsam für uns ist aber auch der Befund der bisher nicht entdeckten Rechenstörung, die für Leons Verhalten ein zusätzliches Entwicklungsrisiko bedeutet. Aus unserer klinischen Erfahrung wissen wir, dass sich übersehene Teilleistungsstörungen sehr ungünstig auf den Verlauf einer ADHS auswirken können.

Welcher therapeutische Ansatz ist nun für Leon am besten geeignet? Zunächst spreche ich mit den Eltern über die Resultate unserer Untersuchungen und über die Ursachen von ADHS. Und ich versuche sie auch Leon, der dafür Interesse zeigt, in verständlicher Weise zu erklären. Gemeinsam mit den Eltern diskutieren wir, welche Behandlungsmöglichkeiten uns zur Verfügung stehen.

Zunächst überlegen wir, wie der überfrachtete Terminkalender von Leon etwas entzerrt und entlastet werden kann. Wie überhaupt der familiäre Erfolgsdruck und die hohe Erwartungshaltung der Eltern gegenüber sich selbst und den Kindern ein bisschen reduziert werden können. So soll Leon zum Beispiel nicht noch zum Gitarrenunterricht gezwungen werden, auch wenn seine Eltern gern einen Ausgleich zum Fußballverein hätten.

Mit Herrn und Frau Reickels wird besprochen, wie sich kritische Situationen, zum Beispiel beim gemeinsamen Abendessen oder bei den Hausaufgaben, geschickter regulieren lassen. Zusammen mit Leon werden ein Verstärkerplan entwickelt und konkrete Belohnungen für kleine Erfolge im Alltag in Aussicht gestellt. Feste Bettgehzeiten für die Abende unter der Woche werden vereinbart. Vor dem Einschlafen soll Leon nicht wie zuvor üblich mit dem Gameboy spielen, sondern noch eine Viertelstunde lesen – eine Beschäftigung, die ihm ja Spaß macht und auf die er sich gut konzentrieren kann. Mit den Eltern werden regelmäßige Gespräche in der Sprechstunde verabredet, außerdem werden sie in die ambulante ADHS-Elterngruppe der Klinik eingeladen, in der sie sich mit anderen Eltern austauschen und zum Beispiel etwas über das verhaltenstherapeutisch orientierte Therapieprogramm für Kinder mit hyperkinetischem und oppositionellem Problemverhalten (THOP) von Döpfner erfahren können. Die Eltern sind auch damit einverstanden, dass ich Kontakt zur Lehrerin Frau Lauenstein aufnehme, um mit ihr über Leons Schwierigkeiten speziell im Umfeld der Klasse zu sprechen. Mit ihr wird auch geklärt, ob Leon wegen seiner Rechenstörung eine besondere Förderung erhalten soll. Erfreulicherweise gibt es in der Stadt unter anderem ein Therapiezentrum, das spezifische Förderangebote für Dyskalkulie anbietet.

Auf eine medikamentöse Behandlung mit Methylphenidat, bekannt zum Beispiel unter den Namen Ritalin oder Medikinet, haben wir – zumindest fürs Erste – verzichtet. Zweifellos ist Methylphenidat ein seit vielen Jahren sehr bewährtes Medikament, das in der Hand des erfahrenen Arztes und im Rahmen eines breit angelegten Therapiekonzeptes erfolgreich bei vielen Kindern und Jugendlichen mit ADHS eingesetzt wird. Viele, aber keineswegs alle jungen Patienten mit ADHS und den damit manchmal einhergehenden Begleitstörungen, die in unserer Klinik ambulant oder stationär behandelt werden, erhalten neben anderen Therapien auch Methylphenidat oder ähnlich wirksame Substanzen – und sie profitieren auch oft sehr davon.

Bei Leon wollen wir mit einem Medikament aber erst einmal abwarten und beobachten, wie er sich unter dem skizzierten Behandlungsplan weiterentwickelt. Wir freuen uns, als bereits nach zwei Monaten erste vorsichtige Erfolgsmeldungen eintreffen. Die Eltern sind positiv verwundert darüber, dass ihr Sohn die Bereitschaft zeigt, an dem häuslichen Verstärkertraining aktiv mitzuwirken, und auch für Konzentrationsübungen aufgeschlossen ist. Und sie nehmen auch wahr, dass ein etwas entspannteres familiäres Zeitmanagement nach dem Motto »Weniger ist mehr« nicht nur Leon, sondern auch ihnen gut bekommt. Überhaupt gewinne ich den Eindruck, dass Vater und Mutter etwas entkrampfter wirken. Vermutlich weil ihnen durch die Beratung und therapeutische Hilfe etwas von dem Druck genommen wurde, der seit über einem Jahr vor allem wegen Leon auf ihnen lastete. Und weil der Umgang mit ihm inzwischen etwas leichter ist.

Auch Sylvia Lauenstein, die Lehrerin, ist etwas beruhigter. Ihre Unterstützung für Leon war und ist nach wie vor sehr wichtig. Obwohl ihre Klasse ja leider ziemlich voll ist, konnte sie es ermöglichen, dass Leon vorübergehend allein an einem Tisch sitzt, um weniger abgelenkt zu werden. Diese Maßnahme scheint für den Buben, der mittlerweile auch seltener mit den Augen blinzelt, hilfreich zu sein. Auf die bei ihrem Schüler festgestellte Teilleistungsstörung in Mathematik nimmt sie nun, so gut es geht, Rücksicht. Sie tauscht sich darüber nicht nur mit den Eltern aus, sondern gelegentlich auch telefonisch mit der Spezialistin aus dem Therapiezentrum, das Leon zurzeit einmal pro Woche für eine Stunde besucht. Für dieses zusätzliche Engagement sind die Eltern Reickels der Lehrerin sehr dankbar.

Und Frau Lauenstein ist dankbar, dass »Quietschi« sie in letzter Zeit immer öfter einfach nur freundlich angrinst und sie nicht mehr so richtig zur Weißglut bringt – vor allem an einem anstrengenden Donnerstagvormittag in der vierten Unterrichtsstunde, wenn Mathematik auf dem Stundenplan steht.

▶ ▶ Über ADHS

ADHS ist die Kurzformel für Aufmerksamkeitsdefizit-Hyperaktivitätsstörung, eine neuronale Entwicklungsstörung. Von ADHS betroffene Kinder und Jugendliche fallen durch unaufmerksames und impulsives Verhalten auf, das ihrem Alter und Entwicklungsstand nicht entspricht. Verbunden mit einer Hyperaktivität fällt es ihnen schwer, sich in sozialen Bezugssystemen (Familie,

Freunde, Klassenverband) zurechtzufinden und in Schule und Beruf Ziele zu verfolgen. Die Störung tritt häufiger bei Jungen als bei Mädchen auf. Kinder und Jugendliche mit ADHS sind besonders gefährdet für psychische Begleitstörungen, zum Beispiel Sozialverhaltensstörungen oder Depressionen. ADHS kann sich im Erwachsenenalter fortsetzen.

Ein betroffenes Kind ...

- ... zeigt eine beeinträchtigte Aufmerksamkeit (1. Leitsymptom): Es träumt oft vor sich hin, bringt angefangene Tätigkeiten nicht zu Ende, hat Schwierigkeiten, bei einer Sache zu bleiben, beschäftigt sich nur widerwillig mit fremdgestellten Aufgaben, die andauernde geistige Anstrengungen erfordern (wie Mitarbeit im Unterricht oder Hausaufgaben), verliert oder verlegt häufig Dinge, lässt sich leicht durch äußere Reize ablenken

- ... verhält sich hyperaktiv (2. Leitsymptom): Es hampelt, zappelt und kann nicht still sitzen, ist ungeduldig und kann schlecht warten, redet und gestikuliert ungestüm, hat ungeheuren Bewegungsdrang, ist oft laut und aufgedreht beim Spielen, hat Schwierigkeiten, sich leise zu verhalten, wenn die Situation es erfordert

- ... hat eine übermäßig gesteigerte Impulsivität (3. Leitsymptom): Es setzt Ideen in die Tat um, ohne die Folgen zu beachten, äußert sich, ohne den Kontext zu bedenken, und wirkt dadurch oft taktlos, unterbricht andere oder lässt sie nicht zu Wort kommen, hat Probleme, abzuwarten und Bedürfnisse aufzuschieben, platzt oft mit Antworten heraus, ist unter Umständen leicht reizbar und kann zu aggressiven Ausbrüchen neigen

Mögliche Ursachen ...

- ... sind bisher nicht gänzlich geklärt
- Genetische Dispositionen spielen aber eine erhebliche Rolle
- Es gibt Hinweise auf den Zusammenhang mit einer verzögerten Hirnreifung
- Umweltfaktoren und psychosoziale Aspekte können den Grad der Ausprägung beeinflussen, wie zum Beispiel ein vernachlässigender oder überfordernder Erziehungsstil, hoher Medienkonsum, starke Veränderungen im familiären und sozialen Umfeld (Scheidung, Umzug)

In der Therapie ...

- ... werden die Bezugspersonen des Kindes eingehend aufgeklärt und beraten, dazu zählen nicht nur die Eltern, sondern auch Erzieher und Lehrer
- ... werden zusammen mit den Eltern Erziehungsstrategien entwickelt, um positives Verhalten zu verstärken und alltagsstrukturierende Maßnahmen durchzusetzen (klare, verbindliche Regeln und Tagesabläufe, Rituale etc.)
- ... werden bei Schulkindern evtl. gleichzeitig vorliegende Teilleistungsstörungen (zum Beispiel Lese-Rechtschreib-Störung, Dyskalkulie) miteinbezogen

- ... wird mit kognitiver Verhaltenstherapie gearbeitet, um dem Kind zu besseren Selbststeuerungsfertigkeiten zu verhelfen (unter anderem Wahrnehmungs- und Konzentrationsübungen, soziales Kompetenztraining)

- ... wird eine medikamentöse Behandlung dann empfohlen, wenn andere therapeutische Maßnahmen nicht ausreichen und/oder beim Kind sehr ausgeprägte Beeinträchtigungen vorliegen; verbreitet ist vor allem der Arzneistoff Methylphenidat, bekannt zum Beispiel als Ritalin oder Medikinet; eine etwaige medikamentöse Behandlung muss immer Teil eines multimodalen Therapiekonzeptes sein und von einem in der ADHS-Behandlung erfahrenen Facharzt durchgeführt werden

Chancen

Nicht jedes ADHS-Kind muss medikamentös behandelt werden. Bei bestehender Indikation kann ein Kind aber im Rahmen eines mehrdimensionalen Behandlungsplans von einer pharmakologischen Therapie entscheidend profitieren. Durch familiäre Unterstützung und störungsspezifische Psychotherapieverfahren können die Leitsymptome in ihrem Schweregrad reduziert und dadurch das Risiko von weiteren psychischen Fehlentwicklungen eingegrenzt werden.

Im toten Winkel

Helene, 16. Zwangsstörung

München, den 1. Februar 2014

Sehr geehrter Herr Professor Dr. Freisleder,

verzeihen Sie mir bitte, wenn ich mich so unvermittelt
an Sie persönlich wende, aber der Zustand unserer
Tochter Helene gibt mittlerweile zu so großen Sorgen
Anlass, dass ich mir keinen anderen Rat mehr weiß,
als Hilfe bei Ihnen zu suchen, vermittelt über einen
langjährigen der Familie eng verbundenen Freund.
   Bevor ich auf das eigentliche Anliegen meines Briefes
zu sprechen komme, möchte ich mich im Vorhinein bei
Ihnen für Ihre Geduld und Ihr Verständnis bedanken.
Wie mir unser Freund glaubhaft versicherte, können wir
davon ausgehen, in Ihnen jemanden gefunden zu haben,
der all seine Erfahrung und Kompetenz auf diesen Fall
verwenden wird. Nicht zuletzt deshalb haben wir uns zu
diesem Schritt durchgerungen und das Risiko einer
Offenlegung der Tatsachen auf uns genommen, wiewohl
keinerlei persönliche Bekanntschaft zuvor Vertrauen
stiften konnte.
   Gestatten Sie mir nun ein paar Worte über unsere

Tochter Helene Judith Margarete Stowies. Ihr Zustand ist der Grund dieses Schreibens.

Alles, was Helene in ihrem bisherigen Leben getan hat, hat meinem Mann und mir nie den geringsten Anlass zur Beanstandung gegeben. Sie ist der korrekteste und anständigste Mensch, den man sich vorstellen kann. Das mag wie eine Floskel klingen, aber ich darf in eigener Sache darauf hinweisen, dass ihr durchaus ein gewisses Gewicht beigemessen werden sollte, denn in einer Familie wie der unsrigen sind seit jeher Prinzipien hochgehalten worden, die eigentlich mit Worten wie »Korrektheit« und »Ordnungssinn« nur unzureichend umschrieben werden können. Das mag heutzutage von vielen Menschen belächelt werden. Aber bei uns konnte sich jeder auf den anderen verlassen, und zwar auf eine tiefe und unumstößliche Weise. Diesem Umstand war es auch bislang zu verdanken, dass wir Probleme und Krisen stets gemeinsam gemeistert haben beziehungsweise es uns gelungen ist zu verhindern, dass es überhaupt zu einer »Krise« kommen konnte. Seien Sie versichert, lieber Herr Professor: Probleme und Krisen haben es schwer, wenn in einer Familie mit der gebotenen Entschlossenheit und mit einer über viele Generationen erworbenen sittlichen Reife dem Chaos und der Unordnung kein Platz gelassen wird. Aber Tradition und Überzeugung sind kein Allheilmittel, wie wir nun schmerzlich erfahren mussten. Wie steht es in den Sprüchen Salomos, Kapitel 16, Vers 18 geschrieben: »Wer zugrunde gehen soll, der wird zuvor stolz, und Hochmut kommt vor dem Fall.« Ich hoffe und bete, dass es dank Ihrer Hilfe nicht zum Fall der Familie Stowies kommen wird, weil ein angefaulter Apfel den ganzen Baum zum Absterben bringt.

Helene ist das vierte, wie ich gestehen muss, spät geborene Kind, das einzige Mädchen unter drei Jungen. Aber sie hat sich immer wacker gehalten und ihren Brüdern die Stirn geboten. Aber musste sie das wirklich? Die drei haben sie immer vergöttert, kein Wunder, bei der einzigen bildhübschen Schwester in der Familie. In unserer Burg, wie die alte Stadtvilla am Rande von München immer familienintern genannt wird, war sie immer die Kleine, die Süße, das »Nesthäkchen«, zumindest hinter vorgehaltener Hand. Eine Schwäche für phrasenhafte, sentimentale Begriffe will ich Ihnen gegenüber an dieser Stelle gern eingestehen.

All unsere Kinder waren und sind gute Schüler. Das mag in einer Familie, die in der fünften Generation Schuldirektoren hervorgebracht hat, keinen adäquaten Anlass für Verwunderung darstellen. Ich will meinen Stolz darüber nicht verhehlen. Zumal ich diesen Umstand noch um ein Detail ergänzen darf: Sie waren, so verstiegen das klingen mag, von klein auf gute Bürger, im Sinne von Menschen, die sich für die Gemeinschaft als nützlich und gut erweisen, die sie voranbringen wollen, bei allem, was sie tun. Ich habe meinen Mann stets dafür bewundert, wie er unseren Kindern von klein auf diese Haltung – nein, nicht beigebracht hat, das ließe ihre eigene Leistung als zu unerheblich erscheinen – als Vorbild nahegebracht hat. Ordnung, Disziplin, Gehorsam, Gerechtigkeitssinn und Ehrlichkeit waren die Prinzipien, die jedes unserer Kinder als wahrhaft richtig begriffen hat. Auch Helene. Vielleicht Helene sogar am allermeisten von allen.

Helene war immer die Klassenbeste. Sie ist auch der Einschätzung meines Mannes nach von einer außerordentlich raschen Auffassungsgabe und großen Sensibilität für alles, was in ihrer Umgebung geschieht. Schon in der Sexta des humanistischen Gymnasiums organsierte sie ihren Schultag auf eine, ich bin versucht zu sagen, vollkommene Weise. Die für andere Kinder lästige Pflicht der Hausaufgaben bewältigte sie mit einem System, das auf die Minute exakt durchkalkuliert war: Nachbereitung des Unterrichts, eigentliche Aufgabenerfüllung und Vorbereitung der nächsten Stunde. Ihre guten Noten konnten uns daher nie überraschen. Mühelos integrierte sie ihre anspruchsvollen Freizeitaktivitäten in dieses Lernsystem, Klavierunterricht und die Pflege ihres Pferdes waren in das engmaschig angelegte Netz ihrer Tagesaktivitäten harmonisch eingefügt. Helene hatte nicht viele Freundinnen, es fiel ihr schwer, die Pflege persönlicher Kontakte in ihrem durchgeplanten Tagesprogramm unterzubringen. Aber die Familie, ihre Brüder, ihr trotz seiner zahlreichen Verpflichtungen unvermindert aufmerksamer Vater und nicht zuletzt meine Wenigkeit gaben ihr die nötige Nestwärme, die ein junger heranwachsender Mensch braucht. Umso erschreckender ist ihr aktueller Zustand. Ich spreche von einer Entwicklung, die bereits im 13. Lebensjahr bei Helene eingesetzt hat und von der weder mein Mann noch ich wussten. Denn sie spielten sich zunächst nur im Inneren von Helene ab, wie sie mir erst kürzlich im Vieraugengespräch unter dem Siegel der Verschwiegenheit berichtet hat.

Zunächst nur sporadisch, mitunter von wochenlangen Pausen unterbrochen, wurde sie von Vorstellungen heimgesucht, in denen unserer Familie etwas Furchtbares geschieht, eine Art Bestrafung für ungenügendes, fehlerhaftes Verhalten, das sie nicht konkretisieren konnte, das aber immer im Zusammenhang

mit Unordnung, Unpünktlichkeit und Unsauberkeit
steht.

Helenes Mädchenzimmer war von ihrer frühesten
Jugend an stets ein Muster an Sauberkeit und durch-
dachter Ordnung. Selbst ihre Brüder, wiewohl von fast
ebenbürtiger Disziplin, ließen sich nicht davon abhalten,
Helene mit dieser Ordnungswut bisweilen scherzhaft zu
necken und sie mit den zugegeben ausgeprägten Marotten meines Mannes in Verbindung zu bringen. Gestatten Sie mir ein Beispiel: Ein absolut leerer Schreibtisch,
sobald die Arbeit erledigt ist. Nichts darf darauf liegen
bleiben, kein persönlicher Gegenstand, keine Akte, keine
Zeitung, kein Füllfederhalter. Unterläuft meinem Mann
dennoch unter dem Einfluss seiner zahlreichen Verpflichtungen ein solcher Fauxpas, dann verlässt er sogar
frühzeitig eine Festlichkeit, um »diese Sache in Ordnung zu bringen«. Helene ist in diesem Punkt das
Abbild ihres Vaters.

Nach dem Auftauchen der fürchterlichen Gedanken,
die sie zutiefst verunsicherten, beschloss Helene, dass
nur eine weitere Perfektionierung ihres Ordnungs- und
Sauberkeitssystems Frieden bringen und ihre Familie
vor einer Katastrophe bewahren konnte. Demzufolge
begann sie, eine in Zentimetern und rechten Winkeln
berechnete Ordnung in ihr Zimmer zu bringen. Alle
Hemden und Hosen, Blusen und Röcke wurden in
einem bestimmten Abstand in ihrem blütenweißen
Schrank abgelegt. Damit gab sie sich zunächst zufrieden,
und ihre Ängste milderten sich.

Ungefähr ein Jahr später jedoch spitzte sich ihr
Zustand wieder zu. Es war mittlerweile auch der Familie nicht entgangen, dass sie immer mehr Zeit damit
zubrachte, auch außerhalb ihres persönlichen Lebens-

bereichs Dinge zurechtzurücken und umzuplatzieren, um alles »geordneter, übersichtlicher, effizienter« zu gestalten. Es war uns auch nicht entgangen, dass sie nach der Schule immer seltener das Haus verließ und sich mit zunehmender Unlust ihrem Pferd und der Arbeit im Stall zuwendete. Schließlich gab sie das Tier völlig auf, ihr ältester Bruder übernahm mit Freuden dieses Privileg, obschon er längst das Studium der Jurisprudenz aufgenommen hatte. Der Schmutz im Stall sei ihr unerträglich geworden, berichtete sie mir auf mein insistierendes Fragen. Unbeherrschbar, durch nichts und niemanden und keinen noch so hohen Arbeitseinsatz zu kontrollieren! Sie sprach im Zorn über den Stall – und mit jähem Hass über das von ihr einstmals so geliebte Tier, den Schmutzverursacher, wie sie sich ausdrückte. Zu Hause entwickelte sie zunehmend einen Kontrollwillen, der sich auf alle Bereiche des Hauses ausweitete, besonders auf die, welche allen Familienmitgliedern zur Nutzung offen standen, die beiden Badezimmer, das Wohn- und Esszimmer, die Bibliothek und die Küche, darüber hinaus die Garderobe, die Garage, selbst die Terrasse und schließlich der Gartenbereich.

Letzteres allerdings noch am wenigsten, denn es fiel ihr immer schwerer, die sicheren vier Wände unserer Familienburg zu verlassen. Auch das war uns allen im Lauf der Zeit nicht entgangen, allenthalben aber der als schwierig bekannten Zeit der Pubertät angekreidet worden. Doch mit dieser wohlfeilen Erklärungsformel, zu der wir, wie ich zu meiner Scham gestehen muss, allzu lange allzu gern gegriffen haben, kamen wir irgendwann nicht mehr weiter. Die Manie, alles im Zimmer auf einen genau ausgerechneten Winkel auszurichten, dehnte sich auf alle Gegenstände des Hauses aus. Aber damit nicht genug, Helene verbrachte Stunden damit, alles auf dieses Winkelprinzip wieder und wieder zu kontrollieren, bevor sie das Haus verließ. Anfangs standen uns noch die Floskeln der Ironie zur Verfügung, doch mit der Zeit begannen diese Prozeduren vor allem mich und auch meinen Mann in Anspannung und bald auch Sorge zu versetzen. Zumal Helene auch nicht davor zurückschreckte, die Familienmitglieder in ihr System einzubeziehen, was nichts anderes zur Folge hatte, als dass wir ihr Rede und Antwort stehen mussten, wenn wir Gegenstände benutzt und sie nicht wieder so zurückgestellt hatten, wie Helene sie auf einem ihrer Kontrollgänge ausgerichtet hatte. Bisweilen tauchte sie im Wohnzimmer oder in der Küche auf, würdigte uns keines Blickes und ging stattdessen mit starr ausgerichtetem Blick die Regale und Anrichten entlang, um jeden Gegenstand eingehend auf Standort und Sauberkeitszustand zu überprüfen. Wenn etwas fehlte, wurden wir augenblicklich in eine Art Kreuzverhör genommen, bei dem sie mit einem scharfen Ton herausfinden wollte, wo der Gegenstand sich jetzt befinde und wie es dazu kommen konnte, dass der Standort verändert wurde. Als mein Mann und ich uns irgendwann nicht mehr mit spöttischen Bemerkungen aus der unerfreulichen Situation befreien konnten, sprachen wir sie direkt darauf an, mit welchem Recht sie uns derart inquisitorisch in die Zange nehme. Warum sie fortwährend ihr Zimmer mit dem Staubsauger bearbeite, warum sie mit Mantel und Schal sämtliche Schränke auf die korrekte Lage der Betttücher und Handtücher kontrolliere und dann Mantel und Schal wieder ausziehe, weil es längst zu spät geworden war, um den avisierten Termin noch zu erreichen. Sie antwortete mit mühsam unterdrückter Wut, was für eine grenzenlose Ungerechtigkeit ihr da widerfahre. Ausgerechnet von uns, die ihr von klein auf die unbedingte Notwendigkeit eingetrichtert hätten, dass ohne Ordnung und Sauberkeit das Leben nur als ein Scherbenhaufen enden könne, ausgerechnet wir, die immer ganz unverhohlen unseren Stolz über ihre Lebensweise ausgedrückt hätten, ausgerechnet ihre geliebten Eltern würden nun ihre Bemühungen, unserem Ideal zu folgen, hinterfragen, als übertrieben abtun, die unbestreitbare Reife und Sinnhaftigkeit absprechen.

Muss ich noch betonen, wie betroffen wir waren, als unsere Tochter diese Worte förmlich ausspie, in diesem Moment ein Bild der wahren Verzweiflung und schieren Ratlosigkeit abgebend? Mein Mann und ich schwiegen in diesem so peinlichen Moment voller Scham über unser Vorgehen.

Nur Wochen später, in denen wir beflissen darum bemüht waren, Helene nicht mehr zu strapazieren, berichtete sie mir unter Tränen von dem bereits erwähnten Beginn ihrer Seelenqualen. Alles, was sie tat, diente der Verhinderung von Katastrophen, die von einer unreinen Welt verursacht wurden.

Dazu zählt seit Neuestem auch die Methode, anderen Menschen das uneingeschränkte Verbot auszusprechen, ihr Zimmer zu betreten. Jeder Besucher hinterlasse Schmutz und Veränderung in dem von ihr verantworteten Lebensbereich. Seitdem herrscht eine vollkommen neue, angespannte Atmosphäre in unserem Haus. Der Vater, die Brüder, selbst der Lieblingsbruder Johannes und auch ich werden ohne Umschweife des Zimmers verwiesen, schon das Anklopfen wird mit einem wütenden Keifen beantwortet. Wer dann dennoch eintritt, löst eine Reaktion aus, die am ehesten mit dem Krankheitsbild der Hysterie beschrieben werden muss.

Helene steht morgens um vier auf, um die mittlerweile antrainierten Rituale auszuführen, die ihr gewissermaßen die Erlaubnis geben, das Haus wenigstens zur Schule zu verlassen. Da sie nun begonnen hat, sich mehrere Male am Tag zu duschen und nach jedem Duschgang ihre Kleidung zu wechseln, leiden ihre schulischen Leistungen merklich. Ihre Stimmung ist durchweg düster, sie spricht nur noch das Nötigste, meist ihre mittlerweile berüchtigten Reinigungs- und Ordnungsanweisungen, denen wir uns des Friedens willen meistenteils schweigend fügen. Doch unter diesen Umständen ist ein Familienleben nicht länger möglich, dies müssen wir uns nun schmerzlich eingestehen. In größter Sorge um das Seelenheil meiner Tochter, um ihr Wohlergehen und das unserer gesamten Familie bitte ich Sie inständig um Hilfe.

Mit innigstem Dank für Ihre Aufmerksamkeit und in der Hoffnung, uns und unserer Tochter einen Weg aufzuzeigen, der ihr Heilung aus ihrer offenbar schweren seelischen Erkrankung bringen kann, verbleibe ich mit hochachtungsvollen Grüßen

Ihre
Friederike Johanna Stowies

Begegnung mit Helene

In ihrem ausführlichen Brief erzählt Helenes Mutter nicht nur beispielhaft die Krankheitsgeschichte der Tochter. Sie skizziert auch ein familiäres System, das die Entwicklung einer Zwangsstörung begünstigen kann. Der Brief klingt wie ein lange unterdrückter Hilferuf einer Familie, die durch die ausufernde Zwangssymptomatik ihrer 16-jährigen Tochter völlig überfordert und offenbar in ihren bisher geltenden Grundfesten erschüttert ist. Selten sind es die erkrankten Jugendlichen selbst, die sich wegen ihrer zwanghaften Verhaltensweisen um eine Therapie bemühen.

Ihnen ist die Unsinnigkeit ihrer Zwangsgedanken und Zwangshandlungen zwar meistens bewusst, und sie realisieren durchaus, wie sie beispielsweise vom fortlaufenden Durchspielen eines unpassenden, bedrohlichen Gedankens oder vom ständigen Drang, die Hände waschen zu müssen, in ihrer Alltagsgestaltung eingeschränkt und behindert werden. Aber obwohl sie sich diesen absurden Phänomenen ausgeliefert fühlen, wollen sie selbst ihre Hilflosigkeit lange nicht wahrhaben. So entsteht ein immer heftigerer Leidensdruck. Wegen ihres störenden Verhaltens schämen sich Jugendliche mit Zwängen vor ihren Angehörigen und Freunden, sie versuchen, ihre Symptome zu unterdrücken und zu verbergen. Oft kommt es deshalb zu einem sozialen Rückzug. Die Störung kann sich deshalb über eine längere Zeitspanne aufbauen, ausweiten und verfestigen. Die Fragen der irritierten und besorgten Eltern oder Geschwister, denen die zwanghaften Verhaltensweisen vielleicht bisher noch nicht besonders aufgefallen sind, werden von ihnen einfach ignoriert oder mit aggressiver Abwehr beantwortet. In einem bereits fortgeschrittenen Stadium der Störung kann es auch passieren, dass ein erkranktes Kind versucht, Familienmitglieder in seine Zwangsrituale mit einzubinden.

In der Regel sind es eben die verzweifelten Eltern, die in einer derartig festgefahrenen Lage den Kontakt zur

Kinder- und Jugendpsychiatrie aufnehmen, nachdem andere Lösungsversuche im Vorfeld gescheitert sind.

In Helenes Fall kommt die Mutter zu mir, der Vater lässt sich wegen beruflicher Verpflichtungen entschuldigen. Und nochmals schildert Frau Stowies in vielen Details die Misere ihrer Tochter mit allen Auswirkungen auf das Familienleben. Neben der starken emotionalen Betroffenheit fällt mir vor allem die hohe Erwartungshaltung auf, die schon in ihrem Brief erkennbar wurde. Sie artikuliert den dringenden Wunsch nach einem wieder harmonischen, in geordneten Bahnen verlaufenden Familienleben, in dem moralische Werte und Leistung eine besondere Priorität besitzen. Und unmissverständlich wird auch mir gegenüber die Erwartung eines möglichst raschen und nachhaltigen Behandlungserfolges signalisiert.

Eine Woche später lerne ich Helene persönlich kennen. Eine schlanke, blasse, etwas älter wirkende 16-Jährige, die sich zunächst peinlich berührt und abweisend gibt. Erstaunlicherweise ist sie aber im Einzelgespräch dazu bereit, in auffallend gewählter Sprache von sich zu erzählen: Bis vor drei Jahren habe bei ihr »alles wie am Schnürchen geklappt«. Bis damals habe es keinerlei Probleme in der Schule gegeben. Immer habe sie Topleistungen in Deutsch und in den Fremdsprachen erbracht und auch in Mathematik niemals schlechtere Noten als Zwei erhalten. Außerdem habe ihr auch das Fach Musik Spaß gemacht, besonders das Klavierspielen. Eigentlich sei sie »immer der ganze Stolz der Familie« gewesen. Ihre genauso erfolgreichen großen Brüder mussten sie aber trotzdem immer »behüten«. In ihrer gemischten Klasse habe man sie wegen ihrer Perfektheit bewundert. Auch habe sie damals zwei Freundinnen gehabt, aber sie stand in der Gruppe »mehr so am Rand«.

Schon vor mehreren Jahren habe es dann »mit diesen komischen Gedankenspielen« angefangen, von denen sie einfach nicht mehr loskomme. Vor einigen Monaten habe sie ihrer Mutter erstmals davon erzählt. Ihr sei öfter durch den Kopf gegangen, dass ihre Eltern oder Brüder verunglücken oder schwer erkranken könnten. Oder dass sie selbst in der Schule plötzlich einmal total versagen könnte. Tatsächlich habe sie in dieser Zeit einmal völlig überraschend im Deutschaufsatz eine Vier geliefert. »Ich hatte einen Blackout, ich konnte es selbst nicht verstehen.« Sie habe damals schließlich eine Methode entwickelt, auf ihre Ängste und Befürchtungen mit »Gegengedanken« zu reagieren, die sie dann ständig im Geist wiederholen musste. Irgendwann habe sie damit begonnen, die Ordnung in ihrem ohnehin immer sehr aufgeräumten, ordentlichen Zimmer noch »weiter zu optimieren«. »Ich kann eben Schmutz und Unordnung nicht ertragen. Auf dem Schreibtisch und in meinem Kleiderschrank muss es sauber sein und alles ganz gerade und korrekt liegen, sonst komme ich in Panik.«

Auf vorsichtiges Nachfragen berichtet Helene in diesem Gespräch auch von seit längerer Zeit bestehenden Spannungen zwischen ihr und ihrer Mutter. Wie sie findet, mache ihr die Mutter einfach zu viele Vorschriften. So schreibe die Mutter ihr zum Beispiel vor, wie sie sich zu kleiden und wann sie zu Hause zu sein habe. Sie habe das Gefühl, dass die Mutter ihr Leben ganz nach ihren eigenen Vorstellungen reglementieren wolle. Dies alles spiele aber aktuell für sie selbst keine Rolle mehr, da sie das Elternhaus ohnehin kaum mehr verlasse. Besonders furchtbar und unverzeihlich sei für Helene, dass sie in diesem Zusammenhang »so richtig schmutzige Hassgedanken« gegen ihre Mutter entwickelt habe, die sie wiederum etwa mit ausgiebigem Händewaschen oder Wäschesortieren zu unterdrücken versuche.

Ich biete Helene zur Deeskalation der schweren Zwangssymptomatik eine kurzfristige Aufnahme in einer unserer Jugendlichenstationen an. Helene erschrickt über diesen Vorschlag und lehnt das Angebot vehement ab. »Ich bekomme das alles allein schon wieder in den Griff«, sagt sie abwehrend, lässt sich aber auf ein paar ambulante Wiedervorstellungstermine bei mir ein.

Es vergehen zwei Monate, bis sich Helene endlich doch zu einer stationären Aufnahme entschließt. In der Zwischenzeit hat sich ihre Symptomatik nicht wesentlich verändert, aber sie ist nicht mehr in der Lage, ihr Gymnasium zu besuchen. Immerhin gelingt es im Rahmen der ambulanten Kontakte, zu dem sehr deprimiert erscheinenden Mädchen ein Vertrauensverhältnis aufzubauen. Im Gespräch versuche ich, bei ihr ein Störungsbewusstsein für ihre Zwangssymptome und auf diesem Weg auch eine Therapiemotivation zu entwickeln. So bitte ich sie, selbst beobachtete zwangsauslösende Situationen und darauf folgende Reaktionsmuster aufzuschreiben. Vor dem Aufnahmetermin findet auch ein Gespräch mit beiden Eltern in Anwesenheit von Helene statt. Hier können erstmals behutsam die Rolle der Familie und die unterschiedlichen Perspektiven und Erklärungsmuster der Familienmitglieder für die zwanghaften Verhaltensweisen der Tochter etwas näher beleuchtet werden. Bemerkenswert ist, dass Helenes Vater die schwere seelische Beeinträchtigung seiner Tochter in diesem Ausmaß bisher nicht wahrgenommen hat. Wir legen fest, dass es derartige Familiengespräche regelmäßig während der geplanten stationären Behandlung geben soll.

Helene wird nun drei Monate stationär behandelt. Sie erhält ein Einzelzimmer, in das sie sich am Anfang, sooft es geht, zurückzieht. Bald wird auch auf Station ihre Zwangssymptomatik deutlich. Eine zentrale Rolle in ihrem Therapieplan wird die kognitive Verhaltenstherapie spielen. Sie fußt, vereinfacht gesagt, auf der Theorie, dass Zwangsgedanken und Zwangshandlungen vom Patienten eingesetzt werden, um Ängste abzubauen oder zu vermeiden. Zwangskranke machen so zum Beispiel durch Ausübung eines Waschzwangs die Erfahrung, vorübergehend ihre Angstgefühle loszuwerden. Die subjektive Erfahrung einer kurzfristigen Angstverminderung durch das Ausführen der Zwänge führt jedoch teufelskreisartig zur Aufrechterhaltung der bestehenden Zwangssymptome.

Eine in der Verhaltenstherapie besonders erfahrene Stationspsychologin erarbeitet gemeinsam mit Helene einen Behandlungsplan. Die Patientin soll vorsichtig und ganz gezielt solchen Situationen ausgesetzt werden, die bei ihr bestimmte Zwangshandlungen auslösen – man spricht von einer Reizexposition. Dies kann zunächst nur auf der gedanklichen Ebene geschehen und später ganz realistisch erfolgen, zum Beispiel vor einem geöffneten Kleiderschrank mit nicht korrekt sortierten Wäschestücken oder vor dem Waschbecken. Begleitet von ihrer Therapeutin soll Helene ihre Ordnungs- und Waschzwänge unterdrücken. Dieses Expositionstraining findet in einer vertrauensvollen Atmosphäre statt, und die Patientin kann mit der Zeit erfahren, dass bei Unterlassen der Zwänge die befürchteten Folgen, also vor allem Panikzustände, ausbleiben oder nur in schwächerer Form als befürchtet auftreten. Diese positiven Erfahrungen können zu einer spürbaren Entlastung führen und in andere zwangsanstoßende Situationen übertragen werden.

Solche ersten Erfolge ermöglichen es auch, mit Helene im Gespräch die Macht der sie schon lange beherrschenden Zwänge infrage zu stellen und auf diese Weise etwas zu relativieren. Unterstützt werden kann diese Reizexpositionstherapie durch körperentspannende Techniken wie autogenes Training oder progressive Muskelrelaxation, die einzeln oder in der Gruppe eingeübt werden. Bei Helene gelingt es, ihre Zwangssymptomatik mit der regelmäßig angewandten Expositionstherapie innerhalb von vier Wochen erkennbar zu vermindern. Gleichzeitig ist das Mädchen zunehmend in der Lage, die Schwierigkeiten und Konflikte vor allem in der Beziehung zu ihrer Mutter auch in den wöchentlichen Familiengesprächen zu artikulieren. Die gegenüber den Eltern vorgebrachten, objektiv nicht immer ganz nachvollziehbaren kritischen Vorwürfe der Tochter führen eines Tages dazu, dass Helenes Mutter gekränkt ihre Teilnahme an der Familienrunde verweigert. Der Vater kommt deshalb vorübergehend allein. Einerseits führt diese Dynamik auf der Familienebene bei Helene zu einer Stimmungsverschlechterung, zu Schuldgefühlen und einer erneuten Zunahme ihrer Zwänge. Andererseits haben wir Behandler aber auch den Eindruck, dass sich Helene in dieser für sie ungewohnten Konstellation erstmals auch von ihrem Vater ernst genommen fühlt.

In der vierten stationären Behandlungswoche beschließen wir gemeinsam mit Helene und ihren Eltern, begleitend zu den psychotherapeutischen Maßnahmen einen medikamentösen Behandlungsversuch zu starten. Helene erhält einen speziellen selektiven Serotonin-Wiederaufnahme-Hemmer (SSRI). Diese Substanz gehört zu einer Gruppe von Psychopharmaka, die neben einer antidepressiven Wirkung auch Zwangssymptome günstig beeinflussen können. Wie es scheint, profitiert Helene im Lauf der nächsten Wochen von dieser Kombinationstherapie. Ihre Stimmungslage verbessert sich, und sie wirkt weniger gequält. Es gelingt ihr außerdem, mehr auf die anderen Jugendlichen in der Klinik zuzugehen und erste freundschaftliche Kontakte zu knüpfen. Mittlerweile besucht sie vormittags für mehrere Stunden die klinikinterne Schule. Helene wünscht sich, einen frei gewordenen Platz in einem Dreierzimmer für Mädchen zu übernehmen. Das traut sie sich offenbar auch deshalb zu, weil inzwischen ihre Zwangshandlungen immer mehr in den Hintergrund treten. Die Familienrunde ist mittlerweile wieder komplett. Zweimal sind auch Helenes Brüder dabei. Sie wirken erleichtert über die ersten Fortschritte ihrer Schwester. In den Familiengesprächen geht es auch um Geschwisterrivalität, gegenseitige Bevormundung und offensichtlich übersehene Autonomiebestrebungen der einzigen Tochter. Eine gewisse Befangenheit löst einmal das Thema Sexualität aus. Frau Stowies stellt gleich beschwichtigend fest, dass ihre Tochter »längst noch nicht so weit« sei. Und auch Helene wirkt peinlich berührt und möchte in Gegenwart ihrer Eltern nicht weiter darüber sprechen. Aus Einzelgesprächen ist mir bekannt, dass sich Helene vor einem halben Jahr heftig in einen etwas älteren Jungen verliebt hat, ohne irgendjemandem davon zu erzählen.

Zum Vorschein kommen im Rahmen der familientherapeutischen Interventionen auch Spannungen zwischen den Eltern, die bisher von beiden Seiten kaum erwähnt worden sind. In Abwesenheit von Helene versuche ich mit beiden im Dreiergespräch, diese Problematik etwas genauer zu hinterfragen. Frau Stowies wirft ihrem Mann vor allem vor, mit seinem übertriebenen Perfektionismus und seiner Pedanterie die ganze Familie, und vor allem sie, beherrschen zu wollen. Alle hätten sich immer nach ihm zu richten. So gesehen sei Helene also geradezu ein Abbild ihres Mannes. Herr Stowies, sichtbar irritiert von den Vorhaltungen seiner Frau, weist diese natürlich zurück und rechtfertigt seine »Ordnungsliebe« als Voraussetzung für seinen unübersehbaren Erfolg in allen Lebensbereichen, von denen ja schließlich die ganze Familie etwas habe. Am Ende dieser anstrengenden einstündigen Sitzung sind wir drei ziemlich geschafft, und beide Eltern verlassen etwas beleidigt, aber nachdenklich die Klinik.

Helenes Stabilisierungsprozess in der Klinik hält inzwischen erfreulicherweise an. Sie beteiligt sich an Gruppenausflügen in die Stadt. Dem Musiktherapeuten der Klinik gelingt es, sie zu einer Improvisation am Klavier zu überreden.

Acht Wochen nach ihrer stationären Aufnahme besucht Helene am Wochenende schon zum zweiten Mal ihre Familie und übernachtet zu Hause. Hier soll sie ihre bisherigen Therapie-Erfolge selbst überprüfen und in gewohnter Umgebung die gelernten Techniken beim Auftreten von Zwangsimpulsen allein ausprobieren. Außerdem werden gemeinsame Familienaktivitäten wie ein Kino- oder Restaurantbesuch unternommen, während deren ausdrücklich nicht über die Zwangssymptomatik der Tochter gesprochen werden soll. Helenes Wochenendbeurlaubungen verlaufen ohne größere Komplikationen. Die Zeit daheim scheint sie durchaus zu genießen.

Im Verlauf des letzten Behandlungsmonats in der Klinik äußert Helene von sich aus überraschend den Wunsch, danach ein Internat zu besuchen. Auf diese Idee hätte sie eine neue Freundin auf ihrer Station gebracht, die wegen einer Bulimie in Behandlung war. Helenes Mutter äußert zunächst erhebliche Bedenken, und auch der Vater ist über diesen Gedanken sehr erstaunt. Nachdem wir Therapeuten diesen Vorschlag aber unterstützen und etwas Bedenkzeit vergehen lassen, bleibt Helene bei ihrer Absicht, und auch beide Eltern stimmen, wenn auch noch zurückhaltend, zu. Über die Verbindungen von Herrn Stowies findet sich in nicht allzu großer Entfernung ein Internatsplatz. Erfreulicherweise gibt es dort in unmittelbarer Nähe eine niedergelassene Psychotherapeutin, die die ambulante Weiterbehandlung von Helene übernehmen kann. Außerdem wird sich das Mädchen nach ihrer Entlassung, zunächst etwa einmal im Monat, bei mir vorstellen, um den weiteren Behandlungsverlauf und auch die Notwendigkeit einer begleitenden medikamentösen Therapie im Blick zu behalten.

Während der letzten Tage ihrer dreimonatigen Klinikbehandlung ist Helene stolz auf ihre bisherigen Erfolge, aber natürlich bleibt auch etwas Skepsis – doch ihr Optimismus überwiegt. Die Zwangsgedanken sind nicht völlig verschwunden, sie werden von ihr aber nicht mehr als so bedrohlich erlebt und haben deutlich an Gewicht verloren. Helene muss auch nicht mehr wie angewurzelt vor ihrem Kleiderschrank stehen und ihre Wäschestücke akkurat in einen rechten Winkel bringen. Sie kann es nun einigermaßen ertragen, wenn ihre Zimmernachbarinnen mit verdreckten Schuhen in das gemeinsame Bad rennen. Helene kann akzeptieren, dass ihre Zwangsprobleme noch längst nicht völlig überwunden sind. Sie hat allerdings gelernt, ihren Zwängen etwas erfolgreich entgegensetzen zu können. Und sie hat die so wichtige Erfahrung gemacht, wenn auch mit der Hilfe von anderen, sich selbst wieder besser in den Griff zu bekommen.

▶ ▶ Über Zwangsstörungen

Kinder und Jugendliche mit einer Zwangsstörung leiden unter einem inneren Drang, bestimmte Dinge zu denken und/oder zu tun. Hauptsymptome sind daher Zwangsgedanken, zum Beispiel quälende Vorahnungen oder zwanghafte Grübeleien, und Zwangshandlungen. Zwangshandlungen beziehen sich häufig auf Reinlichkeit (zum Beispiel Händewaschen, Duschen), Ordnung und Kontrolle. Die Zwangshandlungen werden zum Ritual, zu symbolischen Versuchen, eine subjektiv erlebte Gefahr (häufig resultierend aus Zwangsgedanken) abzuwenden. Da die Ausführung täglich und oft stundenlang stattfindet und den Alltag bei fortschreitender Symptomatik dominiert, entsteht für das betroffene Kind und dessen Umwelt erheblicher Leidensdruck.

Ein betroffener Jugendlicher ...

* ... leidet unter Zwangsgedanken, das heißt unter wiederkehrenden und anhaltenden Gedanken, Impulsen, die subjektiv als unangenehm empfunden werden und Angst und Unbehagen hervorrufen; oft wird versucht, die Zwangsgedanken mit anderen Gedanken oder Handlungen zu neutralisieren
* ... führt Zwangshandlungen aus, das heißt sich wiederholende Verhaltensweisen wie Waschen, Ordnen oder Kontrollieren, zu denen sich der Jugendliche gezwungen fühlt; die Zwangshandlungen dienen dazu, Angst oder Unwohlsein zu verhindern oder zu reduzieren
* ... bezieht gelegentlich seine Familie in seine Zwänge

ein, es kommt zum Beispiel zu häufigen Rückversicherungen bei den Eltern, manchmal wird vom Patienten gefordert, dass die Eltern stellvertretend oder begleitend Zwangshandlungen durchführen
- … leidet unter erheblichen psychosozialen Einschränkungen, ist zum Beispiel nicht fähig, die Schule zu besuchen
- … zeigt häufig weitere psychische Auffälligkeiten wie Depressionen, Angst oder oppositionell-aufsässiges Verhalten

Mögliche Ursachen

- Bisher existiert kein einheitliches Erklärungsmodell für die Entstehung einer Zwangsstörung
- Ursächlich werden neben genetischen Faktoren und neurobiologischen Veränderungen auch negative Lernprozesse diskutiert
- Emotionale Anspannung und Konflikte können die Symptomatik verstärken

In der Therapie …

- … werden Betroffene und ihre Eltern ausführlich über die Störung aufgeklärt
- … werden im Einzelkontakt und in familienzentrierten Interventionen der bisherige Umgang mit der Zwangssymptomatik reflektiert, ein Behandlungsplan aufgestellt und möglicherweise innerfamiliär bestehende Konflikte bearbeitet
- … werden im Rahmen einer kognitiven Verhaltens-

therapie Techniken zur Verhinderung von Zwangs-
ritualen erlernt, zum Beispiel mit der Methode der
Reizexposition, das heißt, der Patient sucht gemeinsam mit seinem Therapeuten eine zwangsauslösende
Situation auf und lernt, diese Situation ohne die Ausführung von Zwängen auszuhalten und zu meistern

• … werden bei schweren Störungsbildern unterstützend Psychopharmaka verordnet, die nicht nur einen
positiven Effekt auf die Zwangssymptomatik haben,
sondern auch Begleitsymptome wie Depressivität,
Angst- und Panikstörungen günstig beeinflussen
können

Chancen

Die Krankheit entsteht und verläuft sehr unterschiedlich.
Für Zwangsstörungen im Kindes- und Jugendalter exis-
tieren nur wenige längerfristige Verlaufsstudien. Durch
die Therapie (in schwerwiegenden Fällen stationär)
gelingt es häufig, Zwänge deutlich zu reduzieren und
Entlastung für das betroffene Kind und dessen Familie
zu erreichen. Chronische Verlaufsformen haben eine
schlechtere Prognose als Zwangsstörungen mit gebesserten Intervallen. Im Jugendalter an einer Zwangsstörung
erkrankte Patienten scheinen öfter dazu zu neigen, später
auch andere psychische Störungen zu entwickeln. Es gibt
aber auch eine Reihe von Patienten, die unter Therapie
mit der Zeit eine Zwangsstörung überwinden beziehungsweise nur noch unter Restsymptomen leiden.

Immer ganz woanders

Nadim, 14, Flüchtling aus Afghanistan.
Posttraumatische Belastungsstörung

Nadim steht am Fenster. Wie immer in den letzten Tagen. Aber er sieht nicht, was es jenseits des Fensters zu sehen gibt. Nadim sieht keine Bäume, keinen Rasen, keines der parkenden Autos, obwohl diese Autos viel mit dem Deutschland zu tun haben, das Nadim immer bewundert hat. Es sind teure, schnelle Autos. Nadim sieht auch nicht die Fassaden des Baustoffhandels und der Landmaschinenwerkstatt, er sieht nicht den Himmel mit den grauschwarzen Wolkenballen, die über die kleine Stadt südlich von München hinwegziehen.

Jeder, der genau hinschaut, sieht, dass Nadim nichts von der Welt draußen wahrnimmt. Manchmal donnern große Lastwagen durch das Gewerbegebiet. Und wenn sie dabei aufheulen, als sei der Teufel hinter ihnen her, dann schreckt Nadim wie aus einem bösen Traum auf. Es ist, als ob er aufwachte. Das Geräusch erinnert ihn an etwas, von dem er glaubt, es in Afghanistan zurückgelassen zu haben. Aber er hat den Krieg mit in die kleine Stadt gebracht, mit in sein Zimmer, das er mit einem Jugendlichen aus dem Kongo teilt, mit in sein Leben, das er sich mit seinen 14 Jahren im reichen Deutschland aufbauen will.

Nadim steht seit einigen Tagen vor dem Fenster. Anfangs nur kurz. Aber mit jedem Tag steht er länger dort. Es ist früher Nachmittag, die Schule ist vorbei, in der er gute Leistungen zeigt. Nadim ist aufmerksam, wissbegierig, ja ehrgeizig, wie die Lehrer sagen. Vor allem brennt er förmlich darauf, Deutsch zu lernen, denn er möchte in diesem Land bleiben, auch wenn er dieses Land noch nicht versteht. Nur wenige Menschen kennen Nadims Namen. Für die Behörden ist er ein »umF« – ein unbegleiteter minderjähriger Flüchtling. Nadim wurde vor sechs Monaten auf dem Rosenheimer Bahnhof von der Polizei aufgegriffen. Er war allein und saß mit hängenden Schultern im Wartebereich, bis er den Aufsichtsbeamten auffiel. Die Papiere, die er bei sich hatte, stellten sich als Fälschung heraus. Er hatte sie von einem Onkel in Afghanistan bekommen, der ihm die Flucht ermöglichte. Die Leute am Flughafen von Kabul wurden bestochen. Nadim flog nach Paris. Dann wurde er von einem entfernten Verwandten seiner Mutter in einem Auto nach Deutschland gebracht, nachdem er fünf Tage lang auf dem Aéroport de Paris Charles de Gaulle geschlafen hatte. Sie waren zu sechst im Auto, sechs Jungen zwischen 14 und 19 Jahren, und irgendwie waren alle mit dem Fluchthelfer verwandt, aber keiner von ihnen verwandt genug, dass es einen Ort für sie gegeben hätte, an dem sie sich in Deutschland erst mal hätten ausruhen können. Sie wurden in Frankfurt aus dem Auto geschmissen, jeder mit seiner Tasche oder seinem Rucksack, jeder mit einem Stück Papier irgendwo in seiner Jacke, auf dem eine Wette für sein Glück und seine Zukunft geschrieben stand.

Sie hatten sich angesehen und waren alle in den Hauptbahnhof gegangen. Da kannten sie sich mittlerweile aus, Flughäfen und Bahnhöfe sind alle gleich, mal größer, mal kleiner, mal sauberer, mal dreckiger, aber die Verstecke, die Schlafmöglichkeiten, die warmen Plätze, für die die Polizei und die Aufsichtsbeamten an guten Tagen keinen Blick haben, die ähneln sich. Nach ein paar Tagen verstreuten sich die sechs in alle Winde. Jeder glaubte, es gäbe da einen Freund der Familie, einen Verwandten, der ihm weiterhelfen könne. Jeder hatte ja seinen Glückszettel. Auf Nadims stand die Telefonnummer eines Halbbruders seines erschossenen Vaters. Aber jedes Mal, wenn er dort anrief, antwortete ihm nur der immer gleiche Ton, der gemeinerweise in diesem Land »Freizeichen« heißt, wie Nadim im Deutschunterricht gelernt hat.

»Welcher Name für Geräusch im Telefon?«, hatte Nadim die Lehrerin gefragt.

»Was meinst du, Nadim?«, hatte die Lehrerin freundlich gefragt. Sie mag ihn, denn er ist immer fleißig und höflich.

»Dieses Geräusch. Wenn niemand spricht. Dieses Tuuut-tuuut-tuuuut.«

»Ach so, du meinst das Freizeichen.« Die Lehrerin hatte nervös gelacht und dabei die Stirn gerunzelt. »Nadim, warum interessiert dich das?« Nadim hatte nicht geantwortet. Er sprach nie über sich. Er beantwortete grundsätzlich nur Fragen, die sich nicht mit ihm und Afghanistan befassten.

Ja, dieses Freizeichen hatte Nadim in Frankfurt gehasst. Seine neuen Freunde waren verschwunden. Nadim war nach Rosenheim gefahren, um den Halbbruder zu suchen. Aber er hatte Stefanskirchen bei Mühldorf mit Stephanskirchen bei Rosenheim verwechselt. Oder hatte der Ort Steffenshagen geheißen? Jetzt würde er den

Unterschied erkennen, aber damals? Wen hätte er denn fragen sollen? Er hatte noch ein bisschen Geld gehabt, das ihm der Verwandte seiner Mutter gegeben hatte, und war nach Rosenheim gefahren, bis nach Stephanskirchen. Aber die Straße, die auf dem Zettel stand, die gab es dort nicht. Und immer wenn er wieder bei dem Halbbruder seines erschossenen Vaters angerufen hatte, war da nur dieses gemeine Freizeichen gewesen.

Nadim wollte aber gar nicht frei sein. Jedenfalls nicht auf diese Weise.

Und irgendwann war der Zettel mit Nadims ganz persönlicher Glückslotterie einfach weg. Früher mit seinen Freunden hätte er über so etwas lachen können. Er konnte über alles Mögliche lachen, auch über Sachen, die schiefgingen. Damals, in Afghanistan.

Nadim aber konnte nicht mehr lachen, als ihn die Polizei aufgriff. Und weinen konnte er auch nicht.

Nadim war mit seinem letzten Geld mit dem Zug nach München gefahren. Dort fand ihn die Bahnhofspolizei, nachdem er zwei Tage am Bahnhof herumgelungert hatte. Die Polizei überstellte ihn dem Jugendamt. München, das hatte einen guten Klang für ihn. Nadim verband mit dieser Stadt die beste Fußballmannschaft der Welt. Und in dieser Stadt würde er jetzt wohnen, vielleicht – oder sogar ganz bestimmt – selbst Fußball spielen. So wie viele andere afghanische Jugendliche war er ein begeisterter Fußballspieler. Und er war ein guter Schüler gewesen, bis zu jenem Tag, an dem die Taliban in das Dorf südlich von Dschalalabad, unweit der pakistanischen Grenze, gekommen waren und vor seinen Augen seinen Vater und seine beiden älteren Brüder erschossen, weil sie bei der afghanischen Polizei arbeiteten. Und weil das Dorf mit den amerikanischen Soldaten kooperierte.

Und weil sein Vater gesagt hatte, dass Frieden herrschen müsse und dass es in Ordnung sei, wenn seine Töchter keinen Schleier tragen würden. Eine Sozialarbeiterin und ein Dolmetscher kümmerten sich um ihn. Die Frau sagte, dass er an einen Ort gehöre, an dem Jugendlichen wie ihm geholfen werden könne. Sie schwärmte ihm davon vor, wie nett die Leute dort seien, dass man sich dort um ihn kümmern könne und dass im Lauf der Zeit alles gut werden würde. Aber Nadim wusste nicht, was er mit dem Wort »Clearingstelle« anfangen sollte.

Wie sollte alles gut werden, wenn er nicht mehr mit seiner Mutter telefonieren konnte, die allein mit seinen Schwestern im Dorf geblieben war? Wie sollte jemals irgendetwas gut werden für Nadim, in diesem Land, dessen Sprache er immer noch nicht verstand und in dem er keine Freunde hatte?

Das Haus in der kleinen Stadt südlich von München war ein neu gebautes Haus, und es war viel freundlicher als das große Flüchtlingsheim mit der engen dunklen Küche und den Zimmern mit den Stockbetten, wo er unten liegen musste und immer das Gefühl hatte, er würde in einer stinkenden Höhle schlafen.

Nadim ist in die Clearingstelle gekommen, weil es zu viele Ungewissheiten gab. Er ist allein, und er war ohne gültige Papiere unterwegs. Und er ist gerade mal 14 Jahre alt. Was der Wahrheit entspricht, wie er beteuert, und was auch dem Eindruck entspricht, den die Behördenvertreter von ihm haben. Nadim braucht Hilfe. Er kann nicht im Flüchtlingsheim bleiben, isoliert und orientierungslos, praktisch ohne Kenntnisse der deutschen Sprache, ohne eine Bezugsperson, die ihn in dieser schwierigen Situation unterstützen könnte. Auch finanziell ist

Nadim längst auf Hilfe angewiesen. Das Geld, das ihm auf seiner Flucht zugesteckt wurde, ist aufgebraucht. Nadim ist allein. Dieses Schicksal teilt er mit den anderen elf Jugendlichen in der Clearingstelle. Die allermeisten sind umFs wie er, aus Afghanistan, Syrien, Pakistan, Somalia, Nigeria, aus dem Kongo, aus dem Sudan. Bis Ende 2013 sind mehr als 2,5 Millionen Menschen aus Afghanistan geflohen. In den knapp zwei Jahren, in denen Assad Krieg gegen seine Bevölkerung führt, haben fast genauso viele Syrer, nämlich 2,47 Millionen, ihr Heimatland verlassen. Diese Zahlen vom Flüchtlingshilfswerk der Vereinten Nationen dürfen keinen falschen Eindruck erwecken. Geschätzte 80 Prozent der Flüchtlinge bleiben – mitunter jahrelang – in den ihrerseits ebenso armen Nachbarstaaten. Es sind vergleichsweise wenige Flüchtlinge, die den weiten Weg bis nach West- und Mitteleuropa auf sich nehmen. Unter den wenigen sind immer wieder Jugendliche wie Nadim und seine Schicksalsgenossen in der Clearingstelle. Einige von ihnen waren auf dem Weg nach Skandinavien oder England. Deutschland sollte nur der Korridor sein.

Weil sie aber hier aufgegriffen wurden, durften sie nicht weiterreisen. Sie müssen in Deutschland ein Bleiberecht beantragen oder einen Asylantrag stellen. Hier in der Clearingstelle wird, wie es offiziell heißt, »der rechtliche, gesundheitliche und psychische Zustand der Jugendlichen geklärt«.

Hier hat Nadim das erste Mal das Gefühl, dass sich wirklich jemand um ihn kümmert. Es gibt eine Lehrerin, eine Hauswirtschafterin und fünf Pädagogen. Das ist ein vergleichsweise großer Schlüssel für zwölf Jugendliche.

Aber diese Struktur ist notwendig. Denn die Situation der Jugendlichen ist äußerst schwierig, viele fühlen sich schuldig, weil sie oftmals ihre Angehörigen zurückgelassen haben. Nun machen sie sich bittere Vorwürfe. Sie befinden sich in Sicherheit, während ihre Eltern, Brüder, Schwestern unter schwierigsten Bedingungen leben müssen oder sogar vom Tod bedroht sind. Aber die Schuldgefühle sind nicht alles, vielleicht sind sie sogar das kleinere Übel, das den jungen Menschen zu schaffen macht. Fast jede Nacht hat Nadim einen Traum. Er geht durch eine verwüstete karge Landschaft, überall sind Bombenkrater. Die Bäume sind verbrannt. Aber Panzer und Waffen sind keine zu sehen. Er ist allein. Er weiß nicht, ob das seine Heimat ist. Die Landschaft ist ihm fremd, und doch hat er das Gefühl, nach Hause zu kommen. Schließlich betritt er eine Stadt. Die Häuser sehen aus wie in Deutschland. Aber sie sind zerstört und hängen in der Luft, jedes für sich, ein paar Meter über dem Boden. Die Häuser haben sich gedreht. Die Fenster und Türen zeigen auf den schwarzen Boden. Aus den Fenstern und Türen hängen die Leichen von Menschen, die er kennt. Nadim will ihnen helfen, er will sie herausziehen, aber sie hängen fest, wie eingeklemmt. Dann sieht er die Leichname seiner Familie aus den Fenstern eines großen Mietshauses hängen. Er geht zu ihnen, er streckt die Hand aus, um seinen Vater zu streicheln, aber bevor er ihn berühren kann, wird sein Vater zu einem ekelhaften Wesen mit einem Affenkopf, in dem ein riesiges Messer steckt, das den Kopf von allein zerschneidet. Dann wacht er auf. Manchmal nässt er nachts ein.

Der Junge aus dem Kongo, mit dem er sich das Zimmer teilt, wird manchmal von Nadims Schreien wach. Deshalb wissen die Pädagogen von Nadims Albträumen. Aber er weigert sich, mit ihnen darüber zu sprechen. Er kann einfach nicht. Er hat Angst davor, die Geister dieses

Traums am Tag zu beschwören. Er hat Angst, dass das Unglück bringen könnte.

Die meiste Zeit bleibt Nadim sehr zurückhaltend. Man weiß nicht, ob er zuhört oder mit seinen Gedanken woanders ist. Aber sobald jemand bei den gemeinsam zu erledigenden Aufgaben wie dem Geschirrspülen oder dem Tischdecken für die gemeinsamen Mahlzeiten den Ablauf auch nur ein bisschen stört, wenn er schwatzt, statt den Teller ins Regal zu stellen, wenn er vergisst, einen liegen gebliebenen Teelöffel in die Spülmaschine zu legen, geht Nadim auf ihn los, schreit ihn mit schriller Stimme an, packt ihn am Hemd und schüttelt ihn. Zweimal können nur die anderen verhindern, dass er mit den Fäusten zuschlägt. Zur Rede gestellt, sagt er jedes Mal, dass alle zusammenhalten müssen, dass man im Krieg sei und man sich nicht erlauben dürfe, eine faule Frucht im Korb zu haben, denn eine faule Frucht genüge, um alle anderen mit Fäulnis anzustecken.

Nadim hasst Leute, die andere im Stich lassen.

Tagsüber geht es Nadim ganz gut. Aber am Spätnachmittag, nach dem Unterricht und den Schulaufgaben, fühlt er sich von allen verlassen und völlig verloren. München macht ihm Angst, er fährt auch nicht mehr zum Trainingsgelände des FC Bayern, seitdem ihn ein Ordner wütend angeherrscht hat, er solle endlich aus dem Weg gehen, als die Spieler durch die Menge kamen. Er hatte einfach nicht verstanden, was gesagt worden war. Er ist nie störrisch oder unhöflich. Nadim möchte niemanden als Feind haben.

Am Nachmittag sitzt Nadim viel allein in seinem Zimmer. Akinyele ist dann in der Regel unterwegs. Der Name stammt eigentlich aus Nigeria, hat Akinyele ihm erklärt, obwohl Nadim es gar nicht so genau wissen wollte. Aber Akinyele ist sehr stolz auf seinen Namen, und er findet, dass er ein gutes Omen ist, denn er bedeutet so viel wie »Beschützer des Hauses«. »Siehst du«, hat Akinyele einmal gesagt, »ich bin hier am richtigen Ort. Alles wird gut.« Und dann hat er angefangen zu weinen. Nadim ist sofort aus dem Zimmer gegangen. Aber er weiß, dass Akinyele es schaffen wird. Warum, kann er nicht sagen.

Wenn Nadim sich ans Fenster stellt, dann geht er nie zu einem Fenster in seinem Zimmer oder einem Fenster auf dem Flur, auf dem sein Zimmer liegt. Nadim geht zu dem Fenster, das sich am höchsten Punkt in dem dreigeschossigen Haus befindet. Es liegt auf dem kleinen Flur neben dem Speicher. Es gibt eigentlich keinen Grund, dorthin zu gehen, außer dem Wunsch, den höchsten Punkt im Haus zu erreichen. Nadim steht dort immer länger. Er starrt nach unten, und als der Pädagoge, mit dem er sich am besten versteht, ihn heute dort oben gefunden hat, war das Fenster offen. Nadim trug ein T-Shirt, was viel zu wenig für Ende November war, auch wenn das Haus gut beheizt wird. Der Pädagoge hat Nadim gesucht. Er hat geahnt, wo er ihn finden wird. Nadim sah mit gebeugten Schultern nach unten, es kam kein Lastwagen, der ihn aufschrecken könnte, und er hielt die Arme vor der Brust gekreuzt. Man sah die frischen Schnittwunden. Er hat sie sich wieder selbst an seinen Armen beigebracht.

Der Pädagoge sagte vorsichtig: »Nadim? Alles in Ordnung mit dir?«

Nadim reagierte nicht, sondern ging ein kleines Stück näher ans Fenster heran.

Da sprang der Pädagoge zwischen Nadim und das Fenster, drehte ihm kurz den Rücken zu und schloss das Fenster mit einem energischen Ruck.

Er legte Nadim den Arm um die Schulter. Der schmächtige Nadim stieß den Arm sofort von sich. Aber dann ließ er sich doch mit wenigen Berührungen und ruhigen Worten in sein Zimmer führen. Dann rief der Pädagoge im Heckscher-Klinikum in München-Obergiesing an.

Seitdem befindet sich Nadim wegen einer posttraumatischen Belastungsstörung und suizidaler Gefährdung in der geschlossenen Station der Klinik.

Begegnung mit Nadim

Nadim ist einer von etwa 50 überwiegend männlichen ausländischen Jugendlichen, die im Lauf des Jahres 2013 nach dramatischen Erlebnissen in ihren Herkunftsländern und auf der Flucht im Münchner Heckscher-Klinikum stationär aufgenommen werden müssen. Im Vorjahr waren es noch 30. Sie werden von Betreuern ihrer Einrichtung oder von der Polizei als psychiatrischer Notfall in unserer Ambulanz vorgestellt. Meistens passiert das nachts oder am Wochenende, wenn es Personalengpässe in den oft überfüllten Flüchtlingsheimen gibt und es dann besonders schnell zu Konflikten unter den psychisch belasteten Jugendlichen ganz unterschiedlicher Nationalität kommt.

Jungen wie Nadim vermitteln uns immer ein sehr ähnliches Bild. Sie wirken ängstlich, verschüchtert und verzweifelt, manchmal auch ablehnend und aggressiv. Bemerkenswert ist, dass sich manche von ihnen, obwohl erst kurze Zeit in Deutschland, schon etwas in unserer Sprache oder wenigstens auf Englisch ausdrücken und ihre Probleme selbst darstellen können. Oft sind die

Jugendlichen aber völlig verstummt und ausdruckslos. Wir Ärzte sind dann beim Erstkontakt auf die Angaben ihrer Begleiter und auf die knapp gehaltenen Dokumente über ihre Identität angewiesen. Gelegentlich entstehen dann auch Zweifel im Hinblick auf das tatsächliche Alter eines jungen Patienten. Wir müssen es in Erfahrung bringen, weil die Kinder- und Jugendpsychiatrie nur bis zum Erreichen der Volljährigkeit zuständig ist. Die Minderjährigkeit eines Asylsuchenden kann einen besseren »Abschiebeschutz« bedingen. Wenn ein Jugendlicher älter wirkt als von ihm angegeben, kann das aber an seinen traumatisierenden Erlebnissen liegen.

Nadim, der gewiss höchstens 16 Jahre alt ist, wird an diesem späten Freitagabend nach der psychiatrischen Exploration nicht wieder zurückgeschickt, sondern auf der geschlossen geführten Jugendlichenstation aufgenommen. Es wird ein »depressiv-suizidales Syndrom bei Verdacht auf posttraumatische Belastungsstörung« diagnostiziert. Wir legen uns auf diese Diagnose fest, weil uns die Schilderungen und Einschätzungen des begleitenden Heimpädagogen überzeugen, obwohl Nadim, der sehr bedrückt und dabei etwas angespannt erscheint, an diesem Abend selbst überhaupt nichts sagt. An seinen Unterarmen sieht man im Bereich der Handgelenke chirurgisch versorgte Schnittwunden, die er sich offenbar während der letzten beiden Wochen zugefügt hat. Seit einiger Zeit soll er nachts in seiner Unterkunft gelegentlich schweißgebadet und schwer verständlich schreiend aus dem Schlaf hochgeschreckt sein. Von seinen jugendlichen Mitbewohnern hat er sich in den letzten Tagen immer mehr zurückgezogen und auf Kontaktversuche oft gereizt und verbal aggressiv reagiert. Aus nichtigem Anlass wurde er sogar einmal handgreiflich. Wir teilen die Befürchtung seines Begleiters, aus welchem Grund Nadim heute wieder einmal wie in Trance vor dem geöffneten Fenster im obersten Stockwerk des Heims stand. Weil er sehr wahrscheinlich mit dem Gedanken spielte, in die Tiefe zu springen.

Nadim erhält nach einer orientierenden körperlichen Untersuchung einmalig ein leichtes Beruhigungsmittel und bekommt ein Bett im Überwachungszimmer der Station, in dem bereits zwei Jungen untergebracht sind. Die Pflegekräfte der Nachtschicht kümmern sich behutsam während der nächsten Stunden um ihn und können vom Stationszimmer aus das Geschehen im Schlafraum diskret durch eine abgedunkelte Scheibe im Auge behalten. Bald schläft Nadim ein.

Am Samstagvormittag findet Nadim nur langsam Anschluss an die übrigen jungen Patienten der Station. Immerhin wirkt er nun etwas entspannter. In gebrochenem Deutsch macht er ein paar spärliche Angaben über sich und lässt sich auch dazu überreden, am gemeinsamen Frühstück der Gruppe teilzunehmen. Als glücklicher Zufall erweist es sich, dass er dabei auf einen anderen Jungen trifft, der ebenfalls aus Afghanistan stammt, jedoch noch kein Wort Deutsch spricht. Den beiden Jugendlichen scheint diese für sie unerwartete Begegnung hier im Krankenhaus gutzutun. Wegen des zweiten afghanischen Patienten mit einer ähnlichen Flüchtlingsproblematik war bereits ein Termin mit einem Dolmetscher geplant, der Paschtunisch beherrscht. Häufig müssen wir Therapeuten in derartigen Fällen externe Dolmetscher mit ausgefallenen Sprachkenntnissen hinzuziehen. Denn ohne ihre wertvolle Hilfe können wir uns mit bestimmten ausländischen Patienten nicht ausreichend verständigen, ihr inneres Erleben

nicht verstehen und ihre Lebensgeschichte nicht er-
fassen.

Mit Unterstützung des Dolmetschers lässt sich während der nächsten Tage Nadims Schicksal näher beleuchten. Massiv belastet erscheinend berichtet unser
Patient glaubhaft und eindrücklich von szenenhaften
Erinnerungen an die Ermordung seines Vaters und seiner Brüder, die sich ihm im Wachzustand und im Traum
immer wieder plötzlich aufdrängen. In seine Angstzustände mischen sich auch besonders bedrückende
Schuldgefühle. Warum hat gerade er dieses Massaker
überlebt? Wie geht es jetzt seiner Mutter und den
Schwestern zu Hause? Wo in Deutschland hält sich
der Halbbruder seines Vaters wirklich auf, und wird er
sich um ihn kümmern? Und vor allem: Wie soll es jetzt
mit ihm weitergehen?

Allein die Möglichkeit, seine Erlebnisse und Gefühle
in einem geschützten Rahmen an- und auszusprechen
und bei seinen Zuhörern auf Verständnis zu stoßen,
scheint Nadims Verzweiflung etwas zu verringern und
ihn stimmungsmäßig aufzulockern. Erleichterung ver-
schafft ihm ebenso das offene Ansprechen seiner suizidalen Impulse, die sich mit den Tagen offenbar zurückbilden.

Gut eine Woche nach seiner stationären Aufnahme
kann Nadim auf die offene Station verlegt werden. Hier
soll er sich noch einige Zeit stabilisieren, bevor er
zunächst wieder in die Clearingstelle für unbegleitete
minderjährige Flüchtlinge zurückkehren wird. In der
Zwischenzeit soll mithilfe des Jugendamtes geklärt
werden, ob sich tatsächlich Verwandte von Nadim in
Deutschland aufhalten und wie ein Kontakt zu seiner
Familie in Afghanistan hergestellt werden kann. Außer-

dem wird mittelfristig ein Platz in einer therapeutischen Wohngruppe gesucht, in der Nadim bis auf Weiteres bleiben kann. Im Stationsleben hat Nadim inzwischen seinen Platz gefunden. Er erhält mehrmals eine traumaspezifische Gesprächstherapie und wird in therapeutische Gruppenaktivitäten integriert; besonders ansprechbar ist er da für Fußball. Langsam gibt Nadim seine Reserviertheit gegenüber den anderen auf und lässt sich auch vorsichtig auf Kontakte mit deutschen Mitpatienten ein. Erstaunlich ist, wie es ihm gelingt, einen geradezu fürsorglichen Zugang zu einer etwas älteren, sehr verschlossenen Mitpatientin mit einer Magersucht zu finden. Ohne dabei aufdringlich zu sein, weicht er am Esstisch nicht von der Seite des Mädchens, bevor es ihre Portion aufgegessen hat. Außerdem überrascht er mit seinen Fortschritten in deutscher Sprache, die von der Klinikschule gefördert werden. Über das Behandlungszentrum Refugio gelingt es, eine ambulante Traumatherapie für die Zeit nach seiner Klinikentlassung in die Wege zu leiten.

Erstmals lächeln sieht man Nadim an einem frühen Samstagabend, fünf Wochen nach seiner Klinikaufnahme. Ein Gönner hat für die Station sechs Karten für einen Besuch in der Allianz-Arena spendiert, und zwei Stationsbetreuer können sich zusammen mit vier jugendlichen Patienten auf den Weg nach Fröttmaning machen. Hier kann Nadim zum ersten Mal »seinem« FC Bayern live zujubeln. Sein weiterer Weg ist zwar noch ungewiss, aber er weiß jetzt immerhin, dass er wirklich in München angekommen ist.

▶▶ Über die posttraumatische Belastungsstörung

Unter einer posttraumatischen Belastungsstörung (PTBS) versteht man mögliche psychische Folgereaktionen auf eines oder mehrere traumatische Ereignisse, die für den Betroffenen eine außergewöhnliche, oft existenzielle Bedrohung bedeutet haben. Im Hinblick auf Kinder und Jugendliche kommt eine Reihe von unterschiedlichen Traumatisierungen infrage: das Erleben von körperlicher und sexualisierter Gewalt (sexueller Missbrauch), von Entführung, Gewaltverbrechen, Kriegshandlungen, Unfällen, lebensbedrohlichen Erkrankungen, Naturkatastrophen etc. Die typische Symptomatik einer PTBS tritt nicht unmittelbar nach einem traumatischen Ereignis auf, sondern entwickelt sich erst mit einer gewissen zeitlichen Verzögerung.

Betroffene Kinder und Jugendliche ...

* ... leiden unter intensivem sich ihnen aufdrängendem Wiedererleben des traumatischen Ereignisses in Form von inneren Bildern beziehungsweise filmartigen Szenen (Flashbacks) oder Albträumen; diese Mechanismen können von ihnen nicht beeinflusst werden
* ... zeigen ein Vermeidungsverhalten, das heißt, sie schotten sich emotional ab, blenden traumabezogene Erinnerungen und Assoziationen aus und meiden bestimmte Orte und Kontakte
* ... haben Schlafstörungen, sind empfindlich, leicht erregbar und neigen zu unangemessenen Schreckreaktionen

- ... werden oftmals von depressiver Stimmung, Verzweiflung sowie Scham- und Schuldgefühlen geplagt (»Wieso habe ich überlebt und nicht meine Familie?«)
- ... können in sogenannte dissoziative Bewusstseinszustände kommen, in denen die eigene Person beziehungsweise die Umgebung vorübergehend verzerrt oder verfremdet wahrgenommen wird
- ... können sich selbst Verletzungen zufügen
- ... können suizidales Verhalten zeigen

In der Therapie ...

- ... muss zunächst gesichert sein, dass für den Betroffenen die belastende Situation beendet ist und er sich in einer geschützten, Halt vermittelnden Umgebung befindet
- ... wird neben einer kinder- und jugendpsychiatrischen Behandlung der vorherrschenden Symptomatik und einer Stabilisierung der psychischen Situation versucht, die aktuellen Lebensumstände des Betroffenen zu klären und bei der Zukunftsplanung mitzuwirken; in Abhängigkeit von den Traumaumständen und von infrage kommenden Bezugspersonen ist speziell bei PTBS die Integration von verlässlichen Familienangehörigen in die Therapie eines Kindes sehr wichtig
- ... stehen eine Reihe von speziellen, meist traumafokussierten Verfahren zur Verfügung, die überwiegend verhaltenstherapeutisch orientiert sind; eine schrittweise Auseinandersetzung mit den traumatischen Erlebnissen zum Beispiel durch Erzählen,

Schreiben, Zeichnen und Nachspielen kann im Kindes- und Jugendalter eine therapeutische Möglichkeit sein, außerdem haben sich Entspannungstechniken bewährt; eine psychopharmakologische Behandlung kommt in Einzelfällen allenfalls kurzfristig infrage

Chancen

Psychische Traumatisierungen sind häufig und können jeden treffen. Vor allem Kinder und Jugendliche unter problematischen Lebensumständen sind in einem höheren Maß gefährdet. Nicht jedes belastende Lebensereignis besitzt jedoch die Qualität eines Traumas mit daraus resultierenden therapeutischen Konsequenzen. Die Erkennung und Behandlung einer posttraumatischen Belastungsstörung als Folge einer einmaligen oder fortgesetzten Traumatisierung eines Kindes ist von großer Bedeutung. Hier sind durchaus gute Erfolgsaussichten gegeben. Ohne Behandlung ist eine lebenslange psychische Beeinträchtigung des Betroffenen keineswegs ausgeschlossen.

Hier ist mein wahres Ich

Lukas, 15. Computerspielsucht

Der Tag war lang gewesen für Rainer Werckener, länger als die anderen langen Tage. Der Vertriebsleiter eines Herstellers von hochwertigen Kücheneinrichtungen war erschöpft. Als er die Wohnungstür aufschloss, lag die Wohnung still und leer vor ihm. Das Licht im Flur brannte, aber das hatte nichts zu bedeuten, denn das Flurlicht brannte den ganzen Tag, morgens wie abends. Sofort durchfuhr ihn ein kalter Schreck, wie immer, wenn ihn aus irgendeinem Grund das Gefühl überkam, irgendwas könnte mit Lukas nicht stimmen. Aber dann blieb er einen Moment mit der Aktentasche in der Hand stehen und lauschte in die Stille hinein, die sich ganz, ganz leise mit einem vertrauten Geräusch zu füllen begann, als sickere langsam Wasser unter einer geschlossenen Tür in die Wohnung. Nur dass es kein Plätschern war, das sich in der Stille ausbreitete. Sondern das leise, aber unverkennbare metallische Hämmern von Maschinengewehrsalven, in das sich das monotone Schrappschrappschrapp von Hubschraubern und die Detonationen von Handgranaten mischten, die dem Kampf in genau kalkulierten Abständen den nötigen Rhythmus gaben. Fast wie Musik. Kampftechno.

»Dieses ›Warcraft‹«, brummte Rainer Werckener und

stellte die Aktentasche neben die Garderobe. Für einen Moment fühlte er, wie Verärgerung in ihm aufstieg, aber dann legte sich auf sein Gesicht ein Ausdruck der Erleichterung. »Na, welchen Schweinebacken zeigst du gerade mal so richtig, wo es langgeht? Orks? Terroristen? Fiesen Massenmördern?«, rief er etwas munterer in die Wohnung hinein, und als er auf seine Frage nur die leise, aber eindringliche Militärklangsoße erhielt, seufzte er vernehmlich. Seine Laune war trotzdem vorerst gerettet. Schnurstracks marschierte er in die kleine Küche, um für Lukas und sich zwei Pizzen in den Ofen zu schieben.

Lukas war 15. Und er war noch immer das, was er von Anfang an für Rainer Werckener und seine einstige Ehefrau Marianne gewesen war: ein Wunschkind. Nur dass der Wunsch, der Marianne und ihn einmal gemeinsam beseelt hatte, bei Marianne längst verflogen war. Seine Exfrau hatte nach sechs Jahren das Interesse an der Ehe und damit auch an Lukas abrupt und unmissverständlich verloren. Sie hatte sich für einen anderen Mann, eine andere Stadt und andere Kinder entschieden. Dass es so etwas gibt, hatte Rainer Werckener vorher nur Zeitungsberichten und Romanen entnommen. Dass er selbst jemals von einer so radikalen Entscheidung betroffen sein könnte, hatte er sich nicht im Traum vorstellen können. Und plötzlich hatte Marianne ihn von ihrem Trennungswunsch unterrichtet und war am selben Tag aus- und nach Hamburg umgezogen. Selbst wenn er mit der Möglichkeit gespielt haben sollte (er konnte sich nicht mehr daran erinnern), seinerseits Lukas und seine Mutter in der gemeinsamen Wohnung zurückzulassen (bleiben Kinder sonst nicht immer bei der Mutter, und der Vater muss seinen Kram packen?) – er hätte überhaupt keine Gelegenheit dazu gehabt, so schnell war Marianne aus ihrem Leben verschwunden und zu seiner Exfrau und Lukas' Exmutter geworden. Unregelmäßige Anrufe, anfangs ein paar Postkarten, die sich bald in kleine flüchtige E-Mails verwandelt hatten, Pakete an Weihnachten und einmal im Jahr ein gemeinsamer Urlaub mit Lukas und der »neuen Familie« – für den Jungen im Grunde fremde Menschen. Die Trennung war bald Routine geworden.

In der Schule hatte sich Lukas schon immer schwergetan. Das war auch jetzt nicht anders, auch wenn er noch immer nicht kleben geblieben war und sich weiter wie einer der hageren Einzelkämpfer seiner Computerspielepisoden verbissen, verschwiegen und misstrauisch durch die Schuljahre gekämpft hatte. Er war jetzt in der neunten Klasse der Realschule, und je näher es auf den Abschluss zuging, desto mühsamer wurde es für Lukas.

Rainer Werckener und Lukas hatten keine leichte Zeit hinter sich. Auch alleinerziehende Väter haben es schwer, ihrem Arbeitgeber klarzumachen, dass es einen Menschen in ihrem Leben gibt, der sie mehr braucht als jeder Kunde und jeder Geschäftspartner bei einem Arbeitsessen nach 20 Uhr. Vielleicht haben sie es sogar noch schwerer. Bei alleinerziehenden Frauen sei dieser Spagat zwischen Familie und Beruf ein geschlechtsspezifisches Übel, fand Rainer Werckener, der mit unausbleiblichem Ärger, aber auch einigem grummelnden Verständnis hingenommen werde. Ein Mann hingegen, der in der Führungsebene einer Firma etwas zu sagen haben wollte, aber unbeirrbar spätestens um 18 Uhr das Büro verließ, der war mindestens ein seltsamer Zeitgenosse. Im Großen und Ganzen lief es aber nicht schlecht in dem kleinen Männerhaushalt. Rainer Werckener arbeitete in einem mittelständischen Unternehmen, in dem sich die Kollegen gut kannten und eine gewisse Loyalität untereinander herrschte. Er konnte flexibel arbeiten und, wenn es sein musste, früher gehen, zum Elternabend in die Schule oder zum Weihnachtseinkauf in letzter Minute.

Es war nun nur etwas eingetreten, das der 46-Jährige zunächst nicht im Mindesten als Problem angesehen hätte, hätte es sich nicht als größtes Hindernis auf dem Weg zu Lukas' Schulabschluss entpuppt. Rainer Werckener war hin- und hergerissen, wie er damit umgehen sollte. Denn wenn er ganz ehrlich war, am Anfang war er heilfroh gewesen, dass es bezahlbare leistungsstarke PCs und immer besser entwickelte Spiele gab. Denn auch wenn Lukas sich nie blicken ließ, wenn der Vater nach Hause kam – er war doch immerhin zu Hause, zuverlässig wie eine Schweizer Uhr, jeden Tag, immer. Lukas beschäftigte sich in seinem Zimmer, statt mit irgendwelchen dubiosen Freunden, die Rainer Werckener nicht kannte, an Orten, die er noch weniger einschätzen konnte, unterwegs zu sein. Und wie konnte er während seiner Arbeitszeit einen 15-Jährigen davon abhalten, mit wem und zu welchem Zweck auch immer in die Stadt zu fahren und Dinge zu tun, von denen der Vater nichts wissen konnte?

Ja, Rainer Werckener hatte einen Fehler gemacht. Aber er hatte nicht gemerkt, wann dieser Fehler eingetreten war beziehungsweise wann eine ihm nützlich erscheinende Sache begonnen hatte, sich in etwas anderes zu verwandeln, etwas Übles und Gefährliches, das ihm und Lukas über den Kopf zu wachsen begann.

Während er seinen Gedanken nachhing, bewegte sich sein Sohn noch immer nicht aus seinem Zimmer. Er hatte ihm schon dreimal zugerufen, dass das Essen bald auf dem Tisch stehen würde. Nicht einmal die »Pizza speciale«, Lukas' erklärte Lieblingsfertigpizza, konnte ihn offenbar dazu bewegen, sich von seinem PC zu lösen. Zeit, die Dinge in die Hand zu nehmen.

Leicht verärgert, aber auch besorgt darum, die kostbare Feierabendsituation, auf die er sich jeden Abend freute, nicht zu vermasseln, klopfte Rainer Werckener an die Tür von Lukas. Dann betrat er das Zimmer, ohne eine Antwort abzuwarten. Lukas würdigte ihn keines Blickes. Das war der Vater von seinem Sohn gewohnt. Lukas' schmales, hübsches Gesicht, das seit einiger Zeit heftige Akneschübe verwüsteten, wurde von den wandernden Lichteffekten auf dem Monitor zu einer bleichen Leinwand erhellt.

»Hallo Lucki«, sagte Rainer Werckener.

»Hi Dad«, kam nach einigen Sekunden als nuschelige Antwort zurück.

»Wie läuft's denn so? Alles gut?«, fragte Rainer Werckener und spürte, wie sich in seiner Stimme schon wieder ein verkrampft munterer Ton einnistete, der verhindern sollte, dass Lukas merkte, wie sehr er nach einem langen Arbeitstag, hungrig und abgespannt, von allem Möglichen genervt war, speziell von seinem widerspenstigen Sohn.

Lukas antwortete nicht.

»Lukas, ich rede mit dir.«

»Hmhm.«

»Komm jetzt bitte essen. Ich habe Pizza speciale gemacht.«

»Super! Komme gleich. Wir müssen nur noch irgendeine Altstadt säubern. Das ist eine Sache von zwei Kopfschüssen, höchstens drei.«

»Verstehe, okay«, sagte Rainer Werckener gutmütig. Aber dann hielt er inne, als er gerade die Tür schließen wollte. »Wir? Wieso wir? Ich sehe hier nur einen eisenharten Kämpfer. Und das ist mein muskelbepackter Sohn!« Wieder dieser bemüht witzige Ton. Aber was sollte er machen?

Die helle, pustelübersäte Scheibe, die Lukas' Gesicht in dem dunklen Zimmer war, saugte sich noch näher an den Bildschirm heran.

»Lukas!«

»Was? Was denn?« Für den Bruchteil einer Sekunde schwenkte die Scheibe in Richtung der offenen Tür, dann verschmolz sie wieder mit dem Monitor. »Ist total wichtig, können wir später reden? ICH KANN JETZT NICHT! Mann, wir sind zu viert, da kann ich nicht wegen irgendeiner blöden Pizza mal eben ne Kampfpause einlegen. Geht's noch? Ist das wirklich so schwer zu kapieren? Selbst für einen PC-Legastheniker wie dich?«

»In drei Minuten, verstanden?«, bemühte sich Rainer Werckener um ein gebieterisches Auftreten, das keinen Widerspruch duldete. »Sonst gibt's Ärger.«

Er starrte streng auf das Leinwandgesicht herab und wartete so lange, bis er darin so etwas wie eine Regung erkannt zu haben glaubte, die er als Zustimmung deuten konnte, um sich ohne Gesichtsverlust zurückziehen zu können.

Die Pizza musste raus, höchste Zeit. Na ja, und in drei Minuten würde sie schon nicht kalt werden. Während er auf seinen Sohn wartete, goss er sich ein Weißbier ein, auch weil es ein bisschen Konzentration erforderte und ihn ein wenig ablenkte. Die Frage nach dem »wir« vorhin war natürlich ein bisschen dumm gewesen und deshalb ein Stück weit eine Provokation, weil ihm Lukas oft genug erklärt hatte, was »wir« bedeutete. Er war durch seinen Computer vernetzt mit Gleichgesinnten, die in einer künstlichen Welt Teams bildeten und miteinander kommunizierten. Lukas war in dieser Welt jemand anders, er hatte eine Rolle angenommen, in der er seine in diesem Spiel erworbenen Fähigkeiten einbringen konnte. Er war ein anderer, und doch ein »Ich«, das Anerkennung durch seine Spielpartner erfuhr. Dieser Aspekt hatte Rainer Werckener am Anfang für seinen Sohn gefreut.

Er hatte aber nicht gleich gemerkt, wie gefährlich es war, sich aus seinem richtigen Leben jederzeit fortstehlen zu können, um in einer künstlichen Welt jemand zu sein, der die Dinge zur Zufriedenheit der immer wieder aufs Neue zu rettenden Menschheit, vor allem aber auch zur Zufriedenheit von Menschen regelte, die sich gleichfalls hinter einer Maske verbargen und sich dabei gegenseitig bestätigten. Das kam Lukas sehr entgegen, denn im richtigen Leben war er sehr schüchtern und verstockt. Er redete nicht gern, und er wurde auch nicht gern angesprochen. Kontakt mit anderen Menschen strengte ihn an, weil er immer das Gefühl hatte, sich beweisen zu müssen. Allen zu zeigen, was er draufhabe, dass er gut sei, dass er etwas könne, was man ihm eigentlich nicht zugetraut hätte. Er fühle sich, das hatte er seinem Vater und dem Schulpsychologen einmal gesagt, ständig überfordert. Außerdem …

Rainer Werckener schreckte auf und blickte zur Uhr. Er wollte schon losbrüllen. Aber er wusste mittlerweile, dass nichts weniger zielführend war, als brachiale Erziehungsmaßnahmen zu ergreifen. Lukas zog sich dann nur noch mehr zurück. Wie er es in letzter Zeit immer öfter tat, wenn er nicht zur Schule ging, angeblich, weil er sich gesundheitlich nicht wohlfühle. Wo er seinen Sohn dann – von der Schule alarmiert – in seinem Zimmer antreffen würde, war abzusehen.

Lukas wandte den Kopf und starrte seinen Vater an, als ob er ihn in diesem Moment zum ersten Mal seit Wochen zu Gesicht bekäme. »Wie lange dauern denn bei dir drei Minuten, Lucki?«, fragte Rainer Werckener. »Nun komm doch bitte, die Pizza und ich warten doch auf dich!«

Lukas' Lippen zitterten, als ob er gleich losheulen würde. Oder eher losschreien.

»Gleich«, zischte er.

»Nein, nicht gleich, jetzt!« Das war schon laut gewesen.

Lukas zuckte zusammen und blickte sofort zurück auf den Bildschirm.

»Sofort. Wir sind gleich fertig. GLEICH!«

»Gut, dann warte ich hier.«

Lukas' Mund verkantete. »Wenn du nicht gehst«, spuckte er die Worte in den weiten Raum zwischen sich und seinem Vater, »esse ich keinen Bissen von deiner beschissenen Billigpizza.«

Rainer Werckener ging, ließ aber die Tür offen und sagte: »Eine Minute. Sonst dreh ich die Sicherung raus. Ich schwör's!«

Keine Antwort. Was gar kein so schlechtes Ergebnis war.

Lukas hatte zurzeit praktisch keine Freunde. Rainer Werckener wusste nicht, woran das lag. Vielleicht daran, dass ihm Sport keine Freude machte. Lukas sah keinen Sinn darin, sich körperlich zu quälen. Seine Fußball spielenden Klassenkameraden belächelte er, wenn sie erzählten, wie sie sich in der Saisonvorbereitung bis zum Umfallen einem harten Ausdauertraining unterwarfen.

»Wozu soll das denn gut sein?«, hatte er seinem Vater mal in einer für ihn sehr langen Rede erklärt. »Damit ich schneller laufen kann als andere, länger laufen kann? Wie bescheuert ist das denn?« Und dann hatte er mit einem listigen Lächeln gesagt: »Ich lass lieber andere für mich laufen. Auf dem Monitor. Das ist vielleicht mal geil.«

In der Schule war Lukas längst ein Außenseiter. Weil er eher dünn war, ein recht großer Schlaks mit langen braunen Haaren, die ihm strähnig vor die Augen hingen, wurde er zwar nicht grob gehänselt wie andere unsportliche und obendrein noch übergewichtige »Speckrollen« oder »Fettwülste«. Seine Verschlossenheit und Unsicherheit führten aber dazu, dass er keinen Sinn darin sah, sich mit anderen nach der Schule zu treffen. »Das ist mir alles zu viel«, war sein Standardsatz geworden. »Dieses ständige hohle Gequatsche – da will ich nichts mit zu tun haben.« Klar, dass ihn die anderen mehr und mehr mieden, weil er sich selbst immer mehr absonderte.

Früher hatte Lukas oft gelesen, »Harry Potter«, immerhin alle sieben Bände, »Herr der Ringe«, »Eragon« und andere Fantasyreihen. Aber seit nun schon drei Jahren hatte er sich ausschließlich auf PC-Spiele verlegt. Gerade weil er mehr und mehr Anerkennung in den Spielercommunitys gefunden hatte. Hier zeigte er plötzlich Ausdauer und Ehrgeiz, Reaktionsschnelligkeit und Geistesgegenwart. Nach dem stundenlangen Spielen trug er das bleiche Licht des Monitors weiter auf seinem Gesicht, obwohl die Maschine längst ausgeschaltet war – aber auch einen Funken Stolz. Als er vor ein paar Wochen ein ganzes Wochenende durchgespielt hatte, war Rainer Werckener ausgerastet, hatte den Stecker rausgezogen und das Stromkabel konfisziert.

Da hatte Lukas die Tastatur auf den Schreibtisch geschlagen und geschrien: »Hier ist der einzige Ort auf der Welt, wo mein wahres Ich erkannt wird, wo die Leute meine Stärken zu schätzen wissen, und das stiehlst du mir einfach?«

Rainer Werckener hatte sich auf einschlägigen Internetseiten schlaugemacht: Fünf, sieben, zehn, zwölf Stunden am Tag vorm Monitor sitzen, die Schule schwänzen, sich isolieren, keine anderen Interessen mehr haben – das war keine Lappalie. Das war Sucht. Das war das Wort, vor dem er sich fürchtete. Selbst wenn er es nur in Gedanken formulierte, machte es ihm Angst.

Rainer Werckener überkam auf einmal das große Bedürfnis, dieses schreckliche Wort herauszubrüllen. Doch stattdessen schrie er in den mit Geräuschen des Kriegs erfüllten Flur: »Pizza!«

Schrappschrappschrapp.

»Verdammt noch mal, Lukas, die Pizza ist fertig!«

Begegnung mit Lukas

Zu einem gemeinsamen Abendessen von Vater und Sohn kam es an diesem Donnerstag nicht mehr. Nachbarn haben, nicht zum ersten Mal beunruhigt und genervt vom Gebrüll der beiden Männer über ihnen, bei der Polizei angerufen. Die zwei Beamten haben einen tobenden Jugendlichen vorgefunden, der offensichtlich im Streit mit seinem Vater nicht nur diesen körperlich attackiert, sondern auch einige Möbelstücke in seinem Zimmer und Teile seines Computers zerstört hatte. Daraufhin brachten sie Lukas noch am selben Abend in unsere Klinik zur psychiatrischen Abklärung.

Von der Erregung und Aggression ist im Gespräch mit der diensthabenden Kinder- und Jugendpsychiaterin kaum mehr etwas zu spüren. Lukas wirkt vielmehr erschöpft, geknickt und fast peinlich berührt, als ein Beamter die Umstände des Polizeieinsatzes schildert. Mittlerweile ist auch Herr Werckener in der Klinik eingetroffen und erscheint ebenso mitgenommen und hilflos wie sein Sohn. Weitgehend übereinstimmend berichten Lukas und sein Vater von ihren in letzter Zeit häufigen lautstarken Auseinandersetzungen wegen der ausufernden Computerbenutzung des Sohnes. So eskaliert wie heute sei der Streit aber noch nie.

Bei der Untersuchung entsteht der Eindruck, dass es zwischen Lukas und seinem Vater grundsätzlich einen guten emotionalen Bezug gibt. Im Augenblick wirken beide aber überfordert und ratlos. Wir bieten unserem jungen Patienten an, wenigstens für eine Nacht zur Krisenintervention und zur weiteren diagnostischen Abklärung in der Klinik zu bleiben. Vater und Sohn bestehen aber darauf, wieder nach Hause zu fahren. Da aus unserer Sicht bei Lukas aktuell weder Suizidalität noch Fremdgefährdung bestehen, respektieren wir natürlich diesen Wunsch. Dringend empfehlen wir jedoch einen Termin in unserer Suchtambulanz. Und es scheint, dass Lukas und sein Vater dieses Angebot annehmen wollen. Zehn Tage später kommt es in der Klinikambulanz zu einer zweiten Begegnung mit den beiden. In einer zweistündigen, ausführlichen Exploration wird deutlich, dass Lukas seit mindestens drei Jahren einen immer ausgeprägteren Computerspielkonsum betreibt. Er selbst kann für dieses Verhalten keine konkreten Gründe angeben. Wenn man ihn bei seinem exzessiven Hobby zu unterbrechen versuche, gerate er regelmäßig in Rage. Auf Nachfrage gibt er an, dass seine Gedanken meistens auch dann um das Spielen kreisten, wenn er einmal mit etwas anderem beschäftigt sei.

Als Lukas etwas ausführlicher von seinem Leben berichtet, fällt auf, wie gerne er sich in Phantasiewelten aufhält. Bemerkenswert ist seine früheste Erinnerung: Da sieht er sich ganz allein mit einer viel zu großen Schultüte auf dem Schulhof stehen, während er etwas ängstlich die anderen, ihm noch fremden Kinder beim Spielen und Toben beobachtet und sich dabei wünscht, eines von ihnen zu sein. Überhaupt nicht erinnern kann sich Lukas daran, wie einige Monate zuvor seine Mutter plötzlich die Familie verlassen hat. In späteren Jahren, als die Begegnungen mit der Mutter immer seltener und die kurzen Reisen im Kreis ihrer neuen Familie für ihn eher zur Tortur werden, kommt es bei Lukas, wie er erzählt, häufig zu Phantasiebildungen, über die er mit niemandem spricht. Oft stellt er sich dann seine Mutter vor, wie sie sich mit seinen kleinen Halbgeschwistern liebevoll beschäftigt und ihn selbst dabei ganz vergessen zu haben scheint. Sehnsuchts- und Hassgefühle vermischen sich.

Da dem Einzelkind der Kontakt zu Gleichaltrigen schwerfällt, meidet er den unmittelbaren Umgang mit ihnen, leidet aber gleichzeitig unter Einsamkeit und Langeweile. Nach der Schule geht Lukas in die Ganztagsbetreuung. Der einzige Freund, den er dort findet, zieht nach der dritten Klasse in ein anderes Stadtviertel.

Schon mit etwa 10 Jahren entwickelt Lukas ein Faible für Computerspiele, vor allem solche mit aggressiven Inhalten. In diese Aktivitäten vertieft, meistens allein, gelegentlich aber auch vernetzt mit gleichgesinnten »Freunden«, die er aus dem Alltag kaum oder gar nicht kennt, gelinge es ihm, wie er erzählt, am besten, sich

»richtig zu spüren« und seine »innere Wut« abzureagieren. Immer länger sitzt Lukas nun vor dem Bildschirm, oft bis weit nach Mitternacht. Er vernachlässigt die Schule und die Körperpflege. Manchmal bleibt er über Tage dem Unterricht fern. Tagsüber ist er müde, in seiner Stimmung gedrückt und dabei leicht reizbar. Nicht selten verzichtet er auf seine Mahlzeiten. Mehrere Hilfsangebote des zuständigen Schulpsychologen haben zu keinem Erfolg geführt, und auch die Vermittlung einer ambulanten Psychotherapie wurde von Lukas bisher abgelehnt. Im Verhältnis zu seinem berufstätigen Vater gibt es fast nur noch Spannungen und Konflikte – ähnlich wie am Abend vor der großen Eskalation.

Bei der psychiatrischen Exploration erleben wir Lukas als einen depressiv gestimmten und kontaktgestörten 15-Jährigen mit ganz erheblichen Selbstwertproblemen. Ein psychologisches Testverfahren zum Computerspielverhalten führt zu hochgradig auffälligen Ergebnissen. Die Untersuchung zur Überprüfung der intellektuellen Leistungsfähigkeit, deren Ergebnis möglicherweise aber durch seine gegenwärtige depressive Stimmung negativ beeinflusst ist, deutet zumindest auf eine gegenwärtige Überforderung in der Realschule hin.

Dringend empfehlen wir Lukas und seinem Vater erneut eine Aufnahme in die Klinik, in der es eine spezielle Station für Jugendliche mit unterschiedlichem Suchtverhalten gibt. Dort behandelte Jugendliche haben oft schon längere Zeit Probleme beim Konsum von Alkohol, Drogen oder in der Nutzung des Internets beziehungsweise ihres Computers. Nicht nur ausnahmsweise bestehen mehrere Risiken nebeneinander. Oft liegen begleitende psychische Störungen wie Depressionen, Ängste und Auffälligkeiten im Sozialverhalten wie zum

Beispiel Schulverweigerung vor. In einer veränderten Umgebung bekommen betroffene junge Patienten hier die Chance, sich mit therapeutischer Unterstützung von ihrem pathologischen Verhalten langsam zu distanzieren. Der Erfolg einer Behandlung hängt auch davon ab, ob die Eltern oder unmittelbare Bezugspersonen bereit und in der Lage sind, daran konstruktiv mitzuwirken. Im einzeltherapeutischen Kontakt können zum Beispiel Ängste, Minderwertigkeitsgefühle und individuelle Konflikte und Traumatisierungen bearbeitet werden. In der Suchtgruppe nehmen die Jugendlichen Anteil an den unterschiedlichen Erfahrungen anderer Betroffener, und sie erlernen in diesem Rahmen alternative Strategien zur Bewältigung von Frust, Langeweile und aggressiver Anspannung. Kreative Behandlungsformen wie Musik-, Kunst- und Sporttherapie sollen den auf ihre Sucht fixierten Patienten neue Perspektiven und Handlungsalternativen eröffnen. Schließlich wird im sozialen Kompetenztraining ein dosierter und sinnvoller Umgang mit den Medien diskutiert und eingeübt. Besonders wichtig ist, dem wieder stabilisierten Jugendlichen und seiner Familie im Anschluss an einen meist mehrwöchigen Klinikaufenthalt eine ambulante psychiatrisch-psychotherapeutische Weiterbehandlung zu vermitteln. Oft ist auch die Einschaltung des Jugendamtes erforderlich, das einen suchtbelasteten Jugendlichen mit weiteren sozialpädagogischen Maßnahmen unterstützen kann.

Die Erwartungen, die vor allem von verzweifelten Eltern an eine kinder- und jugendpsychiatrische Klinik gestellt werden, sind oft groß – und manchmal auch unrealistisch. Eine bereits über Jahre chronifizierte Computerspielsucht wie bei Lukas lässt sich nicht über Nacht heilen. Eine stationäre Aufnahme gegen den ausdrücklichen Willen eines Jugendlichen ist immer problematisch, kaum Erfolg versprechend und allenfalls bei konkreter Selbst- oder Fremdgefährdung möglich. Oft muss in mehreren Anläufen versucht werden, dem Patienten den eigenen Leidensdruck deutlich zu machen und bei ihm Krankheitseinsicht zu erwirken, die ihn zur Kooperation bringt und zum Beginn einer Behandlung motiviert. Lukas ist dazu bisher noch nicht bereit. Auch sein Vater zeigt sich leider zu unentschlossen und ambivalent, seinem Sohn Grenzen zu setzen und ihn in diese Richtung zu bewegen. Dabei scheint der Schlüssel zum Einstieg in eine konsequente Therapie ganz entscheidend auch beim Vater zu liegen. Vielleicht wartet Lukas auf ein klares und verbindliches Signal von seinem Vater, seiner engsten stabilen Bezugsperson, das ihm zeigt: In deinem Leben muss sich jetzt wirklich etwas verändern.

▶ ▶ Über Computerspielsucht

Bei der Computer- und Internetsucht (Internet Gaming Disorder) handelt es sich um eine Suchtproblematik, mit der sich seit einigen Jahren auch die Kinder- und Jugendpsychiatrie und -psychotherapie immer intensiver befassen muss. Wie das Fernsehen gehören Computerspiele inzwischen oft bereits im Kindesalter zur Alltagsbeschäftigung. Aktuelle medienpädagogische Untersuchungen kommen zu dem Ergebnis, dass die überwiegende Mehrzahl aller Jugendlichen heute einen eigenen Computer, Spielkonsolen und Handys besitzt und über Fernsehgeräte und Internetzugang verfügen kann. Viele von ihnen sind täglich mehrere Stunden mit diesen Medien beschäftigt. Vor allem für Jugendliche besteht ein besonderes Risiko, speziell interaktive Bildschirmmedien nicht mehr kontrolliert und selbstbestimmt nutzen zu können – mit der Gefahr der Entwicklung einer Verhaltenssucht. Betroffene zeigen Symptome einer psychischen Abhängigkeit, die Ähnlichkeiten mit klassischen Suchterkrankungen wie Alkohol- oder Drogensucht aufweisen. Obwohl aus ihrem Verhalten eindeutig negative Konsequenzen resultieren (Vernachlässigung anderer Interessen und Pflichten, sozialer Rückzug mit Vermeidungsverhalten, Ängste, Depressivität, aggressive Reaktionsmuster), ist es betroffenen Jugendlichen meist nicht möglich, ihre Computerspielgewohnheiten einzuschränken. Das stärkste Suchtpotenzial haben offenbar sogenannte MMORPGs (Massen-Mehrspieler-Online-Rollenspiele, zum Beispiel »World of Warcraft«), bei denen die Spieler gemeinsam mit zahlreichen Gleichgesinnten Aufgaben in einer virtuellen Welt meistern.

Ein computerspielsüchtiger Jugendlicher ...

- ... verspürt das Bedürfnis, immer mehr Zeit mit Computerspielen zu verbringen
- ... kann nur noch an das Spiel denken, auch in Situationen, in denen nicht gespielt wird (zum Beispiel in der Schule)
- ... verliert das Interesse an vormals geschätzten Hobbys, Aktivitäten und sozialen Kontakten
- ... setzt das Computerspielen ein, um negative Gefühle zu regulieren
- ... vernachlässigt die Schule und zeigt schlechtere Leistungen

- ... lebt in einer Phantasiewelt, indem er die Realität ausblendet, in andere Rollen schlüpft und so Stress, Ängste und Unsicherheit verdrängt und negative Gefühle wie Wut und Ärger »im Stillen« abreagiert
- ... zeigt Entzugserscheinungen, erlebt also Gereiztheit, Unruhe, Ängstlichkeit oder Konzentrationsprobleme, wenn er nicht spielen kann

Mögliche Ursachen

- Eine Computerspielsucht entwickelt sich bei prädisponierten Jugendlichen im Sinn einer dysfunktional erlernten Verhaltensweise in den meisten Fällen aus dem simplen Spielen am Computer heraus
- Einsamkeit, das Gefühl des Unverstandenseins sowie privater Stress und schulische Überforderung sind mögliche Auslöser der Computerspielsucht
- Bei Zurückweisungen, Frust und Ärger im Alltag bietet sich das Computerspiel als alternative »heile Welt« an, in der der Jugendliche scheinbar »alles in der Hand hat«; es kann somit die Funktion eines Verstärkers für einen sozialen Rückzug übernehmen
- Psychische Begleiterkrankungen können den Weg in eine Computerspielsucht bahnen

In der Therapie ...

- ... werden Ursachen und aufrechterhaltende Faktoren des süchtigen Fehlverhaltens (Verlusterfahrung, Beziehungskonflikte, diverser Stress, Ängste etc.) aufgedeckt und einzeltherapeutisch bearbeitet

- ... wird, zum Beispiel im sozialen Kompetenztraining, gemeinsam mit anderen Betroffenen ein dosierter und sinnvoller Umgang mit den Medien diskutiert und eingeübt
- ... werden in erster Linie kognitiv-verhaltenstherapeutische Strategien angewandt, damit der Jugendliche mit dem starken Verlangen nach dem Computerspiel kontrolliert umgehen und Frust, Langeweile und aggressive Anspannung auf alternativen Wegen bewältigen kann
- ... sollen kreative Behandlungsformen wie Musik-, Kunst- und Sporttherapie dem Jugendlichen neue Perspektiven und Handlungsalternativen eröffnen
- ... werden auch komorbide Störungen (zum Beispiel Depression, Angst-, Schlafstörungen) in den Fokus genommen

Chancen

Im Jugend- und Adoleszenzalter muss von einem nicht geringen Anteil Computer- und Internetabhängiger oder zumindest entsprechend gefährdeter Personen ausgegangen werden. Die Erwartungen von verzweifelten Eltern an eine Therapie sind oft groß – und manchmal auch unrealistisch. Eine bereits über Jahre chronifizierte Computerspielsucht lässt sich nicht über Nacht heilen, sie kann in einem längeren Prozess mit therapeutischer Hilfe aber durchaus überwunden, wieder »verlernt« werden. Die Erfolgsaussichten sind umso größer, je früher therapeutisch interveniert wird und je ausgeprägter beim Betroffenen selbst Krankheitseinsicht und Therapiemotivation vorhanden sind. Wie auch bei der jugendpsychiatrischen Behandlung von stoffgebundenen Süchten (Alkohol-, Drogensucht) sind hier nicht selten mehrere Therapieanläufe notwendig. Besonders wichtig ist es, dass ein suchtbelasteter Jugendlicher auch nach einer stationären Therapie neben einer ambulanten psychiatrischen Weiterbetreuung Unterstützung in der Familie oder bei seinen Bezugspersonen findet. Ergänzend kann das Jugendamt durch sozialpädagogische Maßnahmen Hilfe leisten. Bezüglich Computerspiel- und Internetsucht besteht noch erheblicher Forschungsbedarf.

Auf der Wiese zwischen den Häusern

Konstantin, 15. Sexuelle Reifungskrise

Konstantin lebt allein mit seiner Mutter in Ingolstadt. Das Viertel im Nordwesten der Stadt gilt nicht zuletzt wegen des hohen Anteils an ausländischen Mitbürgern und sozial benachteiligten Familien als problematisch. Konstantin und seine Mutter wohnen in einem sechsstöckigen Mietshaus, das in den 6oer-Jahren gebaut wurde. Es steht neben anderen Häusern, die alle wie Kopien dieses Hauses aussehen, sechs Stockwerke, weiß gestrichener Beton, der Balkon so breit wie das Wohnzimmer. Konstantin wächst in einer Dreizimmerwohnung im Erdgeschoss auf. Sein Vater hat die Familie verlassen, als Konstantin 3 Jahre alt war. Er ist nach Australien ausgewandert und hat dort eine neue Familie gegründet. Seitdem er fortgegangen ist, hat er sich nie wieder bei Konstantin oder seiner Mutter gemeldet. Seine Mutter hat nie wieder mit einem anderen Mann zusammengelebt.

Die kleine Familie lebt in bescheidenen finanziellen Verhältnissen, aber es geht ihr nicht schlecht. Konstantins Mutter arbeitet seit vielen Jahren als Sprechstundenhilfe für einen praktischen Arzt, nur ein paar Straßen weiter. Wenn größere Anschaffungen anstehen, schießen die Großeltern immer wieder etwas zu. Oma und Opa haben Konstantin gern. Außerdem versteht sich Konstantin sehr gut mit seiner Mutter.

Trotzdem hat Konstantin Probleme. Das offensichtlichste: Er ist sehr dick. Das mag zum Teil damit zusammenhängen, dass alle in seiner Familie mit Übergewicht zu kämpfen haben, auch seine Mutter, auch seine Großeltern. Im wahrsten Sinne des Wortes erschwerend kommt jedoch hinzu, dass Konstantin nicht das geringste Vergnügen am Sporttreiben findet. Er ist zwar ein leidenschaftlicher Fan des FC Bayern, und er kennt kaum ein größeres Vergnügen, als auf dem Sofa zu liegen und seiner Lieblingsmannschaft im Fernsehen zuzujubeln. Aber selbst spielen, rennen, sich anstrengen – dieser Vorstellung kann Konstantin nichts abgewinnen. Was er hingegen schätzt, ist, zu Hause bei seiner Mutter zu sein und sich die Zeit mit Computerspielen zu vertreiben, die zum Beispiel »FIFA 13« heißen. Oder er sieht mit seiner Mutter fern. Sie liegen dann zusammen auf dem Sofa, und wenn einer von beiden mal aufsteht, dann ist es seine Mutter, um ihrem geliebten Konstantin etwas zum Naschen zu bringen.

Obwohl Konstantin einen Hang zur Trägheit hat und an Übergewicht leidet, obwohl er am liebsten seine Ruhe hat und es für ihn nichts Schöneres gibt, als wenn es gemütlich zugeht, hat dieser große schwere Junge ein weiteres Problem, das man gerade bei jemandem wie ihm kaum vermuten würde, weil es in solchem Gegensatz zu seiner Statur und seinem Wesen steht: Er kann sehr oft nicht still sitzen. Er muss immer irgendwas machen. Gruppen machen Konstantin nervös, und deshalb macht Konstantin andere Leute nervös, obwohl er so dick und groß und gemütlich ist. Das ist komisch und auch ein bisschen unheimlich.

Sein Bewegungsdrang zwang ihn schon im Kindergarten, immer auf und ab zu laufen, dort ein Spiel anzufangen, nur um es zwei Minuten später abzubrechen und woanders ein neues zu beginnen. Eine weitere Eigenart war, dass er überall mitreden wollte und sich ungefragt in jede Unterhaltung einmischte, auch wenn er nur ein paar Worte aufgeschnappt hatte. Wie aus heiterem Himmel konnte es dann passieren, dass er sich zum Schrecken der anderen Kinder sehr aufregte. Dann stieg plötzlich eine kaum beherrschbare Wut in ihm auf. Konstantin hätte in solchen Momenten alles kaputt schlagen können, die Möbel, die Spielsachen. Er hätte alle anbrüllen können, weil sie nichts verstanden und keine Ahnung hatten und diese Wut nicht kannten, die ganz plötzlich da war.

Deshalb hat Konstantin zwei Kindergärten besucht, einen vormittags und einen anderen nachmittags. Die Erzieher hatten sich nicht bereitgefunden, den schwierigen Jungen ganztags zu betreuen. Aber auch diese ungewöhnliche Lösung half irgendwann nicht mehr. Konstantin durfte gar nicht mehr kommen, bis ein Arzt feststellte, dass er an ADHS leidet. Seit der Einnahme von Ritalin geht es Konstantin besser. Er brauchte nicht auf die Förderschule für Erziehungsschwierige zu gehen, die heute, nicht mehr so ausgrenzend, Förderschule für soziale und emotionale Entwicklung heißt. Er besuchte die städtische Grundschule, danach die Hauptschule und wechselte später sogar auf die Realschule. Dort läuft eigentlich alles bis jetzt gut, wenn er nur nicht so oft wegen seines Übergewichts aufgezogen würde. Jetzt wird er zwar nicht mehr wegen der kleinsten Kleinigkeit wütend, aber durch die ständigen Hänseleien verunsichert, zieht sich Konstantin zunehmend zurück und verbringt noch mehr Zeit mit seiner Mutter, die sich rührend um ihr einziges Kind kümmert.

Konstantin ist ein Außenseiter. Allerdings ist er das nicht immer. Auf den Grünflächen zwischen den Miethäusern hat er Kumpels. Die kann er treffen, wann immer ihm danach ist und wenn das Wetter es zulässt. Am Nachmittag oder an den langen Sommerabenden kann er sich einfach auf einer der Parkbänke niederlassen und darauf warten, dass einer seiner Freunde aus der Nachbarschaft vorbeiläuft. Das hat den Vorteil, dass er vorher niemanden anrufen muss. Und dass niemand Nein sagen kann.

An einem warmen Sommerabend dreht Konstantin wieder einmal seine Runde auf der Wiese zwischen den Häusern.

Hier und da sind ein Sandkasten und ein paar Spielgeräte auf den Rasen gestellt worden. Konstantin setzt sich auf eine der Bänke und wartet auf seine Kumpels. Sie hängen dann rum und reden über alles Mögliche. Fußball, neue Computerspiele, die schönsten Mädchen. Das ist immer ein Spaß. Aber heute ist keiner da. Nur am Sandkasten spielen ein paar kleine Kinder. Konstantin sitzt und wartet. Auf was, weiß er nicht. Das wird schon.

Plötzlich ist das kleine Mädchen da.

Die Kleine hat einen Zopf. Das gefällt ihm am besten. Der Zopf hüpft beim Laufen. Und sie hat ein Kleid an, sodass man ihre Beine sehen kann. Weiße Beine. Das kleine Mädchen ist allein, und es steht neben seiner Bank. Es schaut. Und Konstantin schaut auch.

Eine Glocke schlägt siebenmal. Am Sandkasten spielt kein Kind mehr.

Aber das kleine Mädchen geht noch nicht nach Hause. Es ist vielleicht 5 Jahre alt. Vielleicht aber auch 3. Es ist ja noch klein, woher soll Konstantin das genau wissen?

Konstantin hat keine kleinen Geschwister. Er lebt allein mit seiner Mutter. Im Erdgeschoss. Seinen Vater kennt Konstantin nur von ein paar Fotos und aus Erzählungen. Die Mutter spricht nicht viel von ihm. Und die wenigen Geschichten mag Konstantin nicht, sie handeln von einem fremden Mann, der nach Australien weggegangen ist, als Konstantin noch ganz klein war. Der Vater ist einer, der seine Mutter und Konstantin im Stich gelassen hat. Er hat Konstantin nie geschrieben, er hat Konstantin nie besucht, er hat Konstantin nie eingeladen. Sein Vater, findet Konstantin, ist ein Arschloch. Er sagt manchmal, dass er ihn hasst. Aber oft denkt er nicht an ihn. Eigentlich nie.

Konstantin und seine Mutter verstehen sich sehr gut. Seine Mutter ist auch dick. Und Konstantin ist dick, seitdem er sich an irgendwas erinnern kann. Seine Mutter sagt, er sei auch schon vorher dick gewesen, schon als Baby. Sie glaubt, weil das in der Familie liege.

Konstantin ist 16. Aber er sieht älter aus, eben weil er so groß und dick ist. In ein paar Monaten wird er die mittlere Reife machen und danach eine Ausbildung in einem Autoersatzteillager anfangen. Lagerdispositionsagent heißt dieser Beruf. Man muss nicht draußen sein. Man muss sich nicht so viel bewegen. Man muss nichts schleppen. Aber man sitzt auch nicht nur rum. Ein guter Beruf.

»Wie heißt du?«, fragt Konstantin das kleine Mädchen.

»Pia«, sagt das kleine Mädchen.

»Und weiter?«

»Pia.«

»Pia ist ein schöner Name. Und wie ist dein Familienname?«

»Pia«, sagt das kleine Mädchen.

»Pia, soll ich dich auf die Bank stellen?«

»Ja.«

Er hebt Pia hoch und stellt sie auf die Bank neben sich.

»Gefällt dir das?«

»Ja. Ich will runter.«

Er stellt Pia wieder runter. Dann setzt sie sich neben ihn auf die Bank. Er spürt ihre Beine. Pias Gesicht ist ganz nah. Konstantin weiß nicht, was er mit dem Mädchen reden soll. Oder doch.

»Darf ich dir was zeigen?«, fragt Konstantin.

»Ja.«

Da steht Konstantin auf und zieht seine Hose herunter, das geht ganz schnell, und die Unterhose zieht er gleich mit runter.

»Willst du den küssen?«, fragt Konstantin das kleine Mädchen.

»Iiiiih!«, schreit Pia und hält sich die Hand vor den Mund.

Konstantin zieht sofort seine Hose wieder hoch. Und sagt nichts. Pia sagt auch nichts. Sie steht wieder neben der Bank, ein kleines Stück weg davon.

Ein Freund von Konstantin kommt vorbei. Konstantin fragt ihn nach der Uhrzeit. Da läuft Pia weg. Konstantin denkt sich nichts dabei. Der Freund geht weiter. Keine Zeit heute.

Konstantin verbringt viel Zeit mit seiner Mutter. Sie liebt ihn sehr. Und er weiß, dass sie ihn sehr liebt. Deswegen herrscht er sie manchmal richtig an, wenn sie nicht tut, was er von ihr erwartet. Aber er ist für sie da. Für ihre Sorgen und ihre Träume, die sie ihm erzählt. Der Arzt, für den seine Mutter arbeitet, ist sehr zufrieden mit ihr. Schade, dass sie seit seinem Vater keinen Mann mehr gefunden hat. Andererseits ist Konstantin sehr froh darüber, dass er seine Mutter mit keinem anderen Mann und keinem anderen Kind teilen muss. Konstantin steht auf und will woanders hingehen, wohin, weiß er noch nicht genau, aber da ist wieder Pia. Es ist jetzt dunkel geworden, richtig dunkel. Wie schnell das geht.

»Soll ich dich ein Stück tragen?«, fragt Konstantin. »Ja«, sagt Pia. Er hebt sie hoch, die Hände an ihrem Rücken und dem Rock. Er spürt den Stoff, er ist weich. Sie gehen zwischen den Häusern entlang. Da hört er einen Mann rufen. Er ruft einen Namen. Pia. Immer lauter. Da kommt er den Weg entlanggelaufen. Er läuft auf Konstantin zu. Er ruft: »Pia!« Konstantin hält dem Mann Pia hin. Wie leicht sie ist.

»Danke!«, ruft der Mann erleichtert. Danke. Dann fragt er Pia: »Geht es dir gut? Wo war mein Schatz denn? Papa hat dich überall gesucht. Hörst du, Pia!«

Pia sagt: »Der hat mir was gezeigt.«

»Was denn?«, fragt der Mann. »Du bist Konstantin, oder?«

»Ja«, sagt Konstantin. Er kennt den Mann. Er wohnt auch in einem der großen Mietshäuser. Er ist ein paarmal unfreundlich zu ihm gewesen.

»Was hat der Konstantin dir gezeigt? Was Schönes?«

Pia sagt nichts, sie schmiegt sich an ihren Vater. Sie ist müde. »Nichts«, sagt Pia.

»Was hast du ihr denn gezeigt, Konstantin?«, fragt der Vater. Mit einem Mal verändert sich sein Gesichtsausdruck. Er schaut sehr ernst. Er sucht etwas in Konstantins Gesicht.

»Das da«, sagt Pia und zeigt auf ihren Rock. »Das bei ihm.«

»Was?«, schreit der Mann. »Was hast du …?«
»Nein, nein«, sagt Konstantin.
»Doch«, sagt Pia. Doch.
Der Mann sagt, er rufe jetzt die Polizei. Er wisse, wo
Konstantin wohne. Und dann sagt er, was die anderen
auch oft sagen, was sie immer schon gesagt haben: »Fett-
sack.« Er sagt aber noch mehr: »Du bist doch pervers. Du
wirst sehen, was passiert. Wehe, das stimmt.«

Begegnung mit Konstantin

Konstantin kommt nicht aus freien Stücken zu mir. Er
kommt auch nicht auf Wunsch der Eltern. Er kommt,
weil er kommen muss. Die Staatsanwaltschaft schickt ihn
zur jugendpsychiatrischen Begutachtung. In erster Linie
soll ich herausfinden, ob Konstantin schuldfähig ist, also
für seine Tat strafrechtlich zur Verantwortung gezogen
werden kann.

Konstantin kommt dreimal zu mir in die Klinik. Die
Gespräche sind lang, sie dauern jedes Mal mehrere Stun-
den. Erst geht es natürlich um die ihm zur Last gelegte
Tat, denn Pias Vater hat gegen ihn Anzeige erstattet.
Aber wir sprechen auch über vieles andere, und schließ-
lich erzählt mir Konstantin auch seine Lebensgeschichte.

Konstantin, ein großer, schwergewichtiger Junge, ist
anfangs sehr reserviert und abweisend, ja misstrauisch.
Und er ist nervös. Unruhig wippt er auf seinem Stuhl hin
und her. Er reagiert sehr gereizt, sobald die ihm vorge-
worfene Tat zur Sprache kommt. Doch dabei bleibt es
zum Glück nicht. Schon in unserer ersten Sitzung taut er
förmlich auf, er wird zunehmend lockerer und gesprä-

chig, ja zeigt manchmal sogar Humor, ohne dabei flapsig zu werden. Ich gewinne bald den Eindruck, dass es für ihn eine Erleichterung ist, sich seine Probleme von der Seele reden zu können. Die ganze Angelegenheit mit Pia ist ihm sehr peinlich. Deshalb räumt er zwar grundsätzlich seine Tat ein, aber einer detaillierten Schilderung des ganzen Vorfalls weicht er aus. Konstantin neigt auch dazu, seinen Übergriff auf das kleine Mädchen zu bagatellisieren. Die eventuellen Folgen für das Kind blendet er völlig aus, obwohl er schon sechs Termine bei einem Kinder- und Jugendpsychotherapeuten hinter sich hat. Als Konstantin schließlich Vertrauen zu mir gewonnen hat, erzählt er, dass ihm »dieser Psychologe« eigentlich schon ganz sympathisch gewesen sei, aber ihm sei bis heute nicht klar, warum er da hätte hingehen müssen. Bei ihm sei doch alles eigentlich ganz in Ordnung, »das war doch nur so ein Ausrutscher mit dem Mädchen«.

Mir wird schnell klar, dass der Junge sehr unter seiner plumpen Figur und seinem Übergewicht leidet. Offenbar wird er deshalb seit Jahren immer wieder »verarscht« und gehänselt, in den letzten Monaten auch wiederholt von Mädchen aus seiner Schule. Außerdem scheinen ihn diverse Schwierigkeiten im Umgang mit Gleichaltrigen, von denen er sich oft abgelehnt fühlt, sehr zu bedrücken. »Sie nennen mich Fettsack«, sagt er einmal und wirkt dabei richtig zornig. Dann erzählt er mir auch etwas geknickt, dass er im vergangenen Jahr schon zweimal im Kaufhaus beim Klauen erwischt worden sei. »Die DVD für meinen Computer hat mir der Kaufhausdetektiv wieder abgenommen, dass noch ein Parfum in meiner Tasche war, hat der aber gar nicht gecheckt.« Das habe er ein paar Tage später einem Mädchen aus seiner Klasse schenken wollen. Die habe ihm aber nur »den Vogel gezeigt«. Konstantin lässt durchblicken, dass er sich durchaus für gleichaltrige Mädchen interessiert, sich aber nicht richtig traut, sie anzusprechen. Prinzipielle pädosexuelle Neigungen, also anhaltende Wünsche und Phantasien, die auf Kinder gerichtet sind, verneint er mir gegenüber vehement.

Neben der Aufmerksamkeitsdefizit-Hyperaktivitätsstörung (ADHS) und seiner Adipositas (Übergewicht) diagnostiziere ich eine kombinierte Störung des Sozialverhaltens und der Emotionen. Der mutmaßlich einmalige sexuelle Missbrauch eines deutlich jüngeren Mädchens lässt sich bei Konstantin vor dem lebensgeschichtlichen Hintergrund am ehesten als sexuelle Ersatzhandlung, als konflikthafte Zuspitzung im Rahmen einer sogenannten sexuellen Reifungskrise verstehen. Möglich ist in diesem Zusammenhang, dass seine ADHS auch impulshafte Handlungen mit sexueller Tönung begünstigen kann.

Ich komme als Gutachter zu folgender Beurteilung: Trotz seiner durchaus problematischen Entwicklung war Konstantin zur Tatzeit für sein Handeln strafrechtlich verantwortlich, also schuldfähig. Ihm dürfte sehr wohl bewusst gewesen sein, dass seine Handlungen gegenüber dem kleinen Mädchen völlig inakzeptabel waren. Und auch seine Neigung zu impulshaft-überschießendem Verhalten darf ihm nicht als Entschuldigung dafür dienen, ein kleines Mädchen mit sexuellen Absichten bedrängt zu haben.

In der Gerichtsverhandlung ist Konstantin sehr wortkarg und wirkt verlegen. Er zeigt sich gleichwohl einsichtig und ist offen für therapeutische Hilfestellungen. Die strenge, aber einfühlsame Richterin gibt sich große Mühe, die spärlichen Angaben von Konstantin zu hinterfragen und zu verstehen. Wegen sexuellen Missbrauchs eines Kindes verurteilt sie ihn zu zehn Monaten Jugendstrafe, die allerdings zur Bewährung ausgesetzt wird, geknüpft an die Bedingung, sich weiter einer Psychotherapie zu unterziehen.

In meiner Prognose komme ich zu dem Schluss, dass man bei Konstantin wahrscheinlich mit einem günstigen Verlauf rechnen könne. Unabdingbar sei bei ihm aber eine längerfristige ambulante jugendpsychiatrisch/-psychotherapeutische Behandlung. Im Rahmen einer solchen Therapie sollte keineswegs nur sein mutmaßlich einmaliges sexuelles Fehlverhalten im Mittelpunkt stehen, obwohl sich Konstantin natürlich nachhaltig damit auseinandersetzen muss, wie es zu seiner Tat kommen konnte und welche Folgen diese für sein Opfer haben kann. Vielmehr sollte es bei seiner Behandlung, in die unbedingt auch seine Mutter, mit der er bekanntlich ein sehr enges Verhältnis hat, einbezogen werden müsse, um seine generellen Kontaktprobleme, seine sozialen Kompetenzen, seine Selbstwertproblematik und Autonomie-Entwicklung gehen. Ideal wäre darüber hinaus die Teilnahme an einer Gruppentherapie mit anderen Jugendlichen. Außerdem müsse Konstantin konsequent dabei unterstützt werden, sein Körpergewicht zu reduzieren, nicht nur mit einer Diät, sondern auch durch gut geplante sportliche Aktivitäten, am besten in einem Verein.

Die strafrechtliche Begutachtung von Jugendlichen, die ein Sexualdelikt begangen haben, ist für den Kinder- und Jugendpsychiater eine besondere Herausforderung. Im kriminologischen Kontext begegnet er seinen Patienten manchmal zuerst als Opfer von häuslicher Verwahrlosung, von körperlicher oder sexueller Misshandlung. Für ihn ist es beunruhigend und alarmierend, dass er gelegentlich Patienten, die er in der Vergangenheit schon als Opfer kennengelernt hat, einige Jahre später als Täter wiedertrifft, nachdem sie selbst eine oder mehrere Straftaten begangen haben – zum Beispiel ein Sexualdelikt. Solche deprimierenden Karrieren vom Opfer zum Täter erfolgen natürlich nicht zwangsläufig, sind aber keineswegs eine Seltenheit.

Die Persönlichkeitsprofile jugendlicher Sexualstraftäter sind allerdings nicht einheitlich. Es kann sich bei diesem Täterkreis um kognitiv eingeschränkte, bisweilen in ihrer Entwicklung verzögerte, aber auch um normal begabte Jugendliche handeln. Oft sind sie in ihrer Kontaktaufnahme vor allem zu Gleichaltrigen gehemmt, eventuell leiden sie unter einem körperlichen Stigma wie einer Adipositas oder einer Behinderung. Einige junge Sexualstraftäter orientieren sich bei der Wahl ihrer Opfer an gleichaltrigen Mädchen, manche bevorzugen das eigene Geschlecht und wieder andere deutlich jüngere Kinder. Nicht ganz selten sind sie in ihrer Umgebung auch schon durch weitere psychische Störungen, speziell durch dissoziale Verhaltensweisen wie Aggressivität oder Diebstähle, aufgefallen. Oder sie haben, wie schon erwähnt, früher selbst sexuelle Übergriffe erlebt.

Gerade bei jüngeren Tätern wie Konstantin, die erstmals mit einem Sexualdelikt strafrechtlich in Erscheinung treten, muss der psychiatrische Gutachter abwägen, ob sich ein Tatgeschehen noch als unreifes Experimentierverhalten erklären lässt, also als vorübergehendes Phänomen in der sexuellen Entwicklung. Aus retrospektiven Untersuchungen von erwachsenen Sexualstraftätern wissen wir aber auch, dass wiederholtes sexuell übergriffiges Verhalten im Jugendalter manchmal bereits Ausdruck einer schweren Fehlentwicklung und Vorbote einer später verfestigten Sexualdelinquenz sein kann. Wenn bei einem jungen Täter Bereitschaft zu ehrlicher Preisgabe besteht, kann der Gutachter mitunter aggressiv-sadistische Phantasiebildungen und Tagträumereien mit pädosexuellen Inhalten aufdecken. In diesen kann sich ein problematischer junger Täter gelegentlich schon über Jahre mit der sexuellen Bemächtigung imaginärer Opfer beschäftigt haben. Derartige Kennzeichen und weitere Tatcharakteristika wie etwa ein hohes Maß an Egozentrik und Brutalität in der realen Vorgehensweise können bei solchen jungen Tätern erste Hinweise auf eine in der Zukunft möglicherweise fixierte aggressiv-sadistische Devianz sein. Mehr als die Hälfte äußerst gewaltbereiter erwachsener Sexualstraftäter haben übrigens schon während ihrer Kindheit schwere Tierquälereien begangen – auch ein wichtiger Gesichtspunkt für den forensisch tätigen Jugendpsychiater.

Grundsätzlich müssen Sexualdelikte, wie auch andere von Jugendlichen begangene schwere Straftaten, immer sehr ernst genommen werden. Das gilt natürlich zuallererst im Hinblick auf die betroffenen Opfer, besonders, wenn es sich dabei um Kinder handelt. Sie haben Anspruch auf unseren Schutz und unsere therapeutische Hilfe, die sie auch vom Kinder- und Jugendpsychiater erwarten können. Aber auch ein Täter verdient unsere psychiatrische Aufmerksamkeit. Wenn der Kinder- und Jugendpsychiater vom Staatsanwalt oder vom Richter den Auftrag erhält, einen jugendlichen Straftäter zur Klärung seiner Schuldfähigkeit zu untersuchen, dann begibt er sich in ein besonderes Spannungsfeld. Seine Aufgabe ist es, mit seiner Fachkompetenz eine möglicherweise beim Täter zur Tatzeit bestehende psychische Störung mit Auswirkungen auf dessen Einsichts- und

Steuerungsfähigkeit angemessen zu berücksichtigen und damit das Gericht in seiner Urteilsfindung zu unterstützen. Einerseits ist der psychiatrische Gutachter also von der Justiz in die Pflicht genommen und in diesen Fällen nicht an die sonst übliche Schweigepflicht gebunden. Andererseits wird er sich einem möglicherweise psychisch kranken Delinquenten gegenüber ebenso als Therapeut angesprochen fühlen. Diesem Rollenkonflikt sollte der forensisch tätige Kinder- und Jugendpsychiater nicht aus dem Weg gehen. Ganz unabhängig vom Schuldfähigkeitsaspekt kann er im Strafverfahren mit seinem Gutachten nämlich erforderlichenfalls die Weichen für eine sinnvolle und notwendige Therapie stellen, die zu einem frühen Lebenszeitpunkt eines psychisch auffälligen Jugendlichen wohl am ehesten Erfolg versprechend ist – wie zum Beispiel bei Konstantin. Eine vielleicht einmalige Chance nicht nur im Interesse eines jungen Täters, sondern vor allem auch potenzieller künftiger Opfer.

Ich habe Konstantin, wie die meisten der von mir begutachteten Jugendlichen, seit dem Tag der Gerichtsverhandlung nicht mehr persönlich getroffen. Von dem Psychotherapeuten, der ihn über Vermittlung der Jugendgerichtshilfe gemeinsam mit einem Kinder- und Jugendpsychiater für etwa eineinhalb Jahre regelmäßig weiter betreut hat und nach wie vor locker zu ihm Kontakt hält, habe ich jedoch ein paar Informationen: Im Lauf der Behandlung sei es gelungen, eine weitgehend stabile therapeutische Beziehung zu dem Jungen aufzubauen und mit ihm entwicklungsspezifische Themen und Konflikte zu bearbeiten. Konstantin sei nach einiger Zeit dazu bereit gewesen, sich offen und selbstkritisch mit seinem Übergriff auf die kleine Pia, aber auch mit seinen sexuellen Wünschen und Ängsten auseinanderzusetzen. Nach einem halben Jahr sei er obendrein dazu bereit gewesen, sich einer Gruppentherapie mit anderen Jugendlichen zu unterziehen. Außerdem habe er sein Körpergewicht um 15 Kilo vermindern können. Wegen einer Rückbildung seiner hyperkinetischen Symptomatik sei das Medikament Ritalin mittlerweile ganz abgesetzt worden. Konstantin hat inzwischen seine Ausbildung als Lagerdispositionsagent erfolgreich abgeschlossen und ist mit 18 Jahren von seiner Mutter weggezogen. Offenbar ist es ihm auch geglückt, sich einen kleinen Freundeskreis aufzubauen. Kontakte zu Mädchen beschränken sich bisher auf einige gemeinsame Kinobesuche. Eine Freundin im engeren Sinn hat er noch nicht. Soviel wir wissen, ist es bei ihm zu keinem weiteren sexuellen Übergriff gekommen. Gewiss kein Beleg für ein Happy End, aber doch Anlass für vorsichtigen Optimismus.

▶ ▶ Über sexuelle Reifungskrisen

Im Lauf der psychosexuellen Entwicklung eines Jugendlichen kann es zu Zuspitzungen von unterschiedlichen sexualbezogenen Verhaltensauffälligkeiten kommen, die vorübergehender Natur sein können, möglicherweise aber auch eine längerfristige psychische Problematik beziehungsweise ein andauerndes Konfliktverhalten ankündigen. In der Kinder- und Jugendpsychiatrie spricht man in diesem Zusammenhang von einer sexuellen Reifungskrise. Zentrales Thema eines Jugendlichen ist bei einer sexuellen Reifungskrise in aller Regel ein hohes Maß an Unsicherheit im Umgang mit seiner neuen Rolle, sexuelle Wünsche, Bedürfnisse und Impulse wahrzunehmen und damit sozial angemessen umzugehen. Beim jungen Menschen kann in bestimmten Entwicklungsphasen neben Schwierigkeiten im Umgang mit dem anderen Geschlecht auch eine starke Verunsicherung im Hinblick auf die eigene sexuelle Orientierung und, in seltenen Fällen, auf die sexuelle Identität bestehen. Solche Problemkonstellationen können beim Betroffenen, vor allem wenn er sich in einem schwierigen Umfeld befindet, zu Ängsten, Depressionen und Kontaktstörungen führen. In derartigen Krisen ist eine vertrauensvolle und vorurteilsfreie pädagogische Begleitung und Unterstützung, erforderlichenfalls auch eine jugendpsychiatrische Betreuung, sehr wichtig.

Besonders problematisch ist es, wenn sich ein Jugendlicher – möglicherweise im Rahmen einer Reifungskrise – gegenüber anderen sexuell grenzverletzend verhält und Straftaten gegen die sexuelle Selbstbestimmung (sexueller Missbrauch) begeht. Dann ist der Kinder- und Jugendpsychiater gelegentlich auch als Gutachter in einem Strafverfahren gefragt und gefordert.

In der jugendpsychiatrischen Begutachtung ...

- ... wird ein jugendlicher Sexualstraftäter für das Gericht mit der Fragestellung untersucht, ob er zur Zeit der Tat im Hinblick auf seinen psychischen Reifestand strafrechtlich verantwortlich war und ob bei ihm möglicherweise eine forensisch bedeutsame psychische Störung bestand, die seine Einsichts- und/oder Steuerungsfähigkeit und damit seine Schuldfähigkeit zumindest in erheblichem Ausmaß beeinträchtigt hat

- ... sollte – unabhängig vom Schuldfähigkeitsaspekt – aus psychiatrischer Perspektive geklärt werden, welche psychosozialen Ursachen es für das Deliktverhalten eines Täters gab und welches Täterprofil ihm zuzuordnen ist, ob therapeutische Maßnahmen sinnvoll und notwendig sind und welche prognostischen Aussichten bestehen

Chancen

Die psychiatrische Begutachtung bedeutet nicht nur für den jugendlichen Sexualstraftäter eine Chance zur Klärung und Stabilisierung seiner seelischen Konflikte und eventuell zur Behandlung einer psychischen Störung. Sie kann über die Initiierung von therapeutisch erfolgreichen Maßnahmen beim Täter auch einen bedeutsamen Beitrag zum Schutz potenzieller künftiger Opfer leisten.

Allein mit den bösen Stimmen

Isabell, 17. Schizophrenie

Samstagnachmittag. Susanne und Michael Kehrwein sitzen in ihrer Wohnküche an der runden Theke, die den Kochbereich wie ein Ring umschließt. Daneben steht der Esstisch aus massivem hellem Holz, nicht hochdesignt, aber erkennbar gute Qualität, die Stühle mit dem bunten Stoffbezug und den hohen Lehnen passen zum Tisch. Der Raum ist groß und hell. Er nimmt das gesamte Erdgeschoss des Einfamilienhauses ein, im hinteren Teil gruppieren sich verschiedene Sofas und Sessel um einen riesigen Flatscreen. Ein schmales mannshohes Regal steht neben dem Fernseher. Die Bücher darin haben bunte Schutzumschläge, es sind wenige. Eine Terrassentür führt in den Garten. Susanne und Michael trinken aus großen Tassen Cappuccino, den sie mit ihrem hochwertigen Kaffeevollautomaten zubereitet haben.

Susanne sitzt hinter der Theke, die blank gewischte Arbeitsplatte vor sich, alles glänzt und ist aufgeräumt. Sie blickt Michael an, der schweigend seinen Kaffee trinkt.

»Der ist wirklich köstlich.«

Michael schaut kurz auf: »Ja, Schatz.«

»War eine gute Idee von dir«, sagt Susanne.

Michael antwortet nicht und wirft ihr schließlich einen fragenden Blick zu.

Susanne lächelt, während sie auf ihrem Stuhl hin und her wippt: »Auch wenn ich zuerst dagegen gewesen bin. 800 Euro für eine Kaffeemaschine!«

Michael nickt. Es ist still.

»Ist irgendwas, Michael?«

»Was soll denn sein?«

»Du bist so komisch.«

»Komisch?«

»Ja, so abwesend. Sonst freust du dich doch immer so auf den Samstagnachmittag.«

»Natürlich tue ich das. Cappu mit dir trinken, die Ruhe genießen, einfach mal nichts tun.«

»Was geht dir durch den Kopf?«

»Gar nichts.«

»Irgendwas mit dem Geschäft?«

»Das könnte gar nicht besser laufen. Nein, nein, es ist nur ...«

»Ja?«

»Es ist wegen Isabell.«

Susanne antwortet nicht. Stattdessen nimmt sie einen Lappen und wischt noch einmal über die ohnehin glänzende Spüle. Dann nickt sie.

»Ich muss manchmal an Onkel Rüdiger denken, wenn ich sie sehe.«

Susanne schweigt. Dann sagt sie: »Ich denke nicht nur manchmal an deinen Onkel.« Sie geht um die Theke herum und greift nach der Hand ihres Mannes. »Ich hab Angst, Michael.«

Michael und Susanne Kehrwein sind Mitte 40 und kennen sich schon seit der Schulzeit. Während aber Michael nach der mittleren Reife die Schule verließ, wechselte Susanne aufs Gymnasium und machte das Abitur, was zu dieser Zeit in ihrer Familie einer Sensation gleichkam. Ihr Vater war Elektriker, ihre Mutter Kindergärtnerin. Ein Kind mit Abitur, das hatte es in der Familiengeschichte bis dahin nicht gegeben. Susanne entschied sich jedoch gegen ein Studium und ließ sich zur Beamtin in der Steuerverwaltung ausbilden. Michael machte eine Ausbildung zum Maler und Anstreicher. Er war nicht nur optimistisch und von seinen Fähigkeiten überzeugt, er war auch tüchtig und zupackend, machte bald seinen Meister und eröffnete einen eigenen Betrieb Er mochte seine Arbeit, er mochte seine Kollegen, und er mochte auch die allermeisten Kunden seines florierenden kleinen Unternehmens.

Das Leben von Susanne und Michael hat sich entwickelt, wie sie es sich beide erträumt haben. Sie sind in das Haus von Susannes Eltern gezogen, haben einen Teil des großen Grundstücks mit einem bungalowartigen Gebäude ergänzt, in dem Michaels Arbeitsgeräte und die Firmenwagen Platz finden. Michael spielt Fußball bei den Altherren, er hat im Verein ehrenamtliche Aufgaben übernommen, er ist auch im Faschingsverein und beim Männergesangverein Mitglied. Nicht nur, weil er so ein geselliger Mensch ist. Er verfügt dadurch auch über ein eng geknüpftes Netz an Freunden und Bekannten, darunter viele Handwerker. Die allermeisten sind in der mittelgroßen Stadt bei München aufgewachsen. Dieses Netzwerk hat ihm über die Jahre eine konstant steigende Zahl an Aufträgen eingebracht. Susanne und Michael haben früh geheiratet und drei Kinder bekommen.

Die drei Kinder haben ihren Eltern nie ernsthafte Schwierigkeiten gemacht. Sie sind zu selbstbewussten jungen Menschen herangewachsen. Marc ist 22 und der Älteste. Er studiert seit zwei Jahren an der Fachhochschule Bauingenieur. In seinem Wesen gleicht er seinem

Vater wie ein Spiegelbild, nur dass er tatsächlich noch optimistischer und einnehmender ist. Michael und Susanne können manchmal ihr Glück nicht fassen, wie dieser große sportliche Junge mit seinem Charme alle um den Finger wickelt. Nach Marc bekamen sie noch zwei Mädchen.

Sandra ist die Jüngste und kämpft gerade mit den Herausforderungen der neunten Klasse des Gymnasiums. Sie ist sehr hübsch und aufgeweckt, manchmal ein bisschen zu aufgeweckt, und beschäftigt sich lieber mit Musik und ihrer Band, in der sie Sängerin ist, als mit Latein und Deutsch. Aber irgendwie schafft sie jedes Jahr aufs Neue die nächste Klasse, wie ein unkonzentrierter Rennfahrer, der seinen Porsche gerade noch durch die letzte enge Kurve vor dem Zielstrich steuert.

Die 17-jährige Isabell ist das mittlere Kind. Sie ist ein bisschen anders als ihre Geschwister, das war sie immer schon, solange sich Susanne und Michael erinnern können, aber nie war sie so anders gewesen, dass irgendjemand deswegen beunruhigt gewesen wäre. Sie ist eben stiller und zurückhaltender als ihre beiden Geschwister. Sie brachte immer die besten Noten von den dreien nach Hause. Worüber sollte man sich da Sorgen machen? Sie redet wenig und beobachtet viel. Wenn die anderen über einen Witz von Marc lachen, dann lächelt sie. Wenn die anderen sich gegenseitig übertrumpfen, wer die bessere Geschichte zum Besten geben kann, dann wartet sie, bis alle erzählt haben und stellt abschließend fest, welche ihr am besten gefallen hat. Wenn sie selbst etwas erzählt, wird es still am Tisch. Weil sie leise, ernst und genau von ihren Erlebnissen und Beobachtungen berichtet. Ihre Erzählungen sind immer mehr als nur eine Anekdote.

Und sie merkt sich genau, was jemand aus der Familie bei irgendeiner Gelegenheit, manchmal auch ganz leichtfertig, von sich gegeben hat. In solchen Augenblicken schaut derjenige betroffen drein, wie ein Dieb, der auf frischer Tat ertappt wird. Isabell ist die Fehlerpolizei, die ihre Ermittlungen aufnimmt, sobald jemand sich selbst widerspricht oder etwas ins Gegenteil dessen verkehrt, was er irgendwann gesagt hat. So irritiert, bisweilen auch verärgert oder beleidigt, wie die anderen dann dreinschauen, so verwundert, ja bestürzt schaut Isabell drein, wenn sie diese Reaktionen sieht. Sie rechnet wohl mit Dankbarkeit, und ihr ist nicht bewusst, dass sie jemand vor den Kopf gestoßen oder als Schwätzer oder Scharlatan entlarvt hat, der eben an einem Tag dies und an einem anderen etwas ganz anderes gesagt hat. Sie geht davon aus, dass alle so gut zuhören, wie sie es immer tut. Festzustellen, dass dies überhaupt nicht der Fall ist, macht sie mit der Zeit immer sensibler und empfänglicher für Stimmungen.

»Vergiss nicht«, sagt Michael mit einem Hoffnungsschimmer in der Stimme, »sie ist schon immer sehr sensibel gewesen.«

»Ja, das ist wahr. Grüblerisch und nachdenklich. Das Gegenteil …«

»… von Marc und Sandra. Immer schon.«

»Aber früher hat sie noch alles mitgemacht.«

»Wie meinst du das?«

Susanne hebt die Arme zu einer dramatischen Verzweiflungsgeste. »Als wenn du das nicht wüsstest: Sie war im Handballverein, sie hat sich im Reiterverein engagiert …«

»Na ja, weil ich immer darauf bestanden habe, damit sie einfach ein bisschen …«

Michael sucht nach Worten.

»... lockerer und entspannter wird. Und mehr mit Gleichaltrigen zusammenkommt«, hilft ihm Susanne. »Mannschaftssport ist eine gute Sache. Hat noch niemandem geschadet, einem Team anzugehören. Dir etwa? Oder mir? Oder Marc? Am Anfang fand sie es ja auch super. Aber sie geht ja kaum noch zum Training. Weißt du, wann sie das letzte Mal gespielt hat?«

»Im Mai, vor ziemlich genau sieben Monaten. Du weißt ja, warum.«

Michael zuckt mit den Schultern. Die beiden sagen nichts mehr. Sie wissen nicht, wie sie das nächste, das wirklich Wichtige, das, worüber sie endlich miteinander im Klartext reden müssen, ansprechen sollen.

»Wo ist sie jetzt?«, fragt Michael hilflos.

»Auf ihrem Zimmer. Wo sonst?«, antwortet Susanne. »Direkt nach dem Essen ist sie wieder hochgegangen.«

»Trifft sie noch Freundinnen?« Wieder schwingt da ein wenig Hoffnung in der kräftigen tiefen Stimme von Michael mit.

»Welche Freundinnen?«, gibt Susanne sarkastisch zurück. »Die aus dem Kindergarten?«

»Cynthia, Carolin, keine Ahnung.«

Susanne schüttelt den Kopf. »Mit Cynthia hat sie sich wegen Nico zerstritten. Die reden seit einem Jahr kein Wort mehr miteinander.«

Sie umkreisen das Thema, das ihnen bevorsteht, wie ein Tier seine Beute umschleicht.

»Weint sie schon wieder?«, schreckt Michael auf.

Susanne horcht mit ängstlichem Blick nach oben.

»Nein«, entscheidet sie. »Das ist Musik.«

»Seit wann hört sie solche Musik?«, fragt Michael, dankbar für jede Ablenkung.

Susanne geht nicht darauf ein. »Sie weint sonst wirklich oft. Manchmal stundenlang. Sie geht jetzt überhaupt nicht mehr zum Training, sie hat den Kontakt zu allen ihren früheren Freundinnen abgebrochen, und sie spricht praktisch nicht mehr mit uns.«

Michael setzt sich gerade auf, als habe er eine Entscheidung getroffen. »Susanne, was ist Isabells Problem?«

Sie sehen sich lange an.

»Warum sollten alle ihre Freundinnen gegen sie sein?«, fragt Michael viel zu laut dafür, dass sie allein in der Küche sitzen.

»Ich weiß es nicht«, sagt Susanne.

»Wie kann sie wissen, dass keiner sie leiden kann, dass immer alle über sie herziehen, dass sie ein dummes, eingebildetes Trampel sei. Dass sie eine Egoistin sei. Woher nimmt sie das?«

»Das sagt sie schon lange. Fast seit zwei Jahren. Sie ist halt auch in der Pubertät.«

»Aber jetzt verlässt sie außer für die Schule das Haus nicht mehr. Und wir haben gestern schon wieder eine Mail von ihrem Klassenlehrer bekommen, wegen ihrer in letzter Zeit immer schlechter werdenden Noten.«

»Ich weiß es nicht«, sagt Susanne. »Sie sagt, sie hört, wie die anderen über sie sprechen, selbst wenn sie weit weg stehen.«

»Das ist doch Unsinn!«

»Sie glaubt, alle lehnen sie ab und hassen sie.«

»Weil sie sie beim Handball nicht anspielen?«

Susanne lacht genervt auf. »Lass das, Michael.« Sie senkt die Stimme und sagt die folgenden Worte sehr langsam: »Weil sie glaubt, die anderen könnten ihre Gedanken lesen.«

»Was? Was sagst du da? Das ist ja lächerlich. Verschon mich mit diesem Psychoquatsch.«

»Letzte Woche hatte sie so was wie eine Angststarre.«
Susanne sieht, wie Michael das Gesicht ungläubig verzieht. »Nein, hör zu, ich finde kein anderes Wort dafür.
Sie wollte das Zimmer nicht verlassen, aus Angst vor den
Menschen, die ihr auf der Straße begegnen und sie hassen. Ich habe sie gestreichelt und getröstet.«
»Sehr gut.«
»Nein, warte. Und noch mehr gestreichelt. Und dann
hat sie mir erzählt, dass …« Sie stockt und schaut hilflos
zum Fenster.
»Susanne, was hat sie denn erzählt?«
Aber als Michael Kehrwein jetzt sieht, wie Tränen über
das Gesicht seiner Frau laufen, holt er tief Atem und legt
seinen Arm um sie. »Nein, warte, sag es nicht.« Er nimmt
sie in den Arm.
Als sie sich beruhigt, sagt Susanne leise: »Sie sagt,
die anderen verachten sie nicht nur, sie kennen auch
jeden Gedanken, der ihr durch den Kopf geht. Dass sie
sie alle für einen Einfaltspinsel und eine Langweilerin
halten. Die anderen könnten sogar ihre Handlungen
steuern.«
Dann löst sie sich von ihm, kramt aus einer Schublade
eine Packung Taschentücher und schnäuzt sich. »Sie hat
mir gesagt, dass sie weiß, die anderen hätten sich gegen
sie verschworen.« Sie holt tief Luft und spuckt den letzten Satz wie etwas Vergiftetes aus: »Weil sie es in ihrem
Zimmer in ihrem Beisein gesagt haben. Verstehst du: Sie
hat sie *gehört*, in ihrem *Zimmer*.«
»In ihrem Zimmer?« Michael beginnt auf und ab zu
laufen. »Aber sie bekommt doch seit Jahren keinen Besuch
mehr. Das ist doch unmöglich. Das ist …« Michael hält
erschrocken inne. Er spricht es nicht aus, sondern sieht
seine Frau an.

»Das ist doch wirklich wie bei Onkel Rüdiger, nicht wahr?«, sagt Susanne entschlossen.

»Sag so was nicht, bitte.«

»Er hat sich verfolgt gefühlt, war das nicht so? Er ist immer komischer geworden. Er hat wildfremde Menschen angesprochen, sie sollten ihn endlich in Ruhe lassen. Oder seinen Freunden verboten, so schlecht über ihn zu reden, wenn er nicht dabei ist.«

»Das war ganz anders. Er hat sich von Mördern verfolgt gefühlt. Das ist doch schon fast 30 Jahre her, und jetzt ist er tot. Man denkt zwar daran, aber man kann das nicht miteinander vergleichen.« Michael blickt seine Frau flehend an. Aber sie starrt nur zurück und erspart ihm nicht, zu Ende zu sprechen. Michael flüstert: »Er war viel älter als Isabell.«

»24«, sagt Susanne. »Er war 24. Das sind sieben Jahre.«

»Aber er war immer ein Einzelgänger. Einer, der mit niemandem richtig warm wurde.«

Eine Pause tritt ein.

»So ist es«, sagt Susanne, plötzlich ganz ruhig. Sie fixiert ihren Mann. »Ich habe dir doch neulich etwas erzählt?«, fragt sie.

»Wovon sprichst du?«

»Davon, was sie mir erzählt hat. Davon, was in der S-Bahn passiert ist.«

»Dass Isabell Leute gesehen hat, die wussten, was sie denkt?«

»Seitdem fährt sie nicht mehr S-Bahn. Und geht nicht mehr zum Training. Sie schläft kaum noch, ich höre, wie sie nachts durchs Haus streift. Und noch etwas ...«

»Was denn noch!«, ruft Michael und setzt sich an den Küchentisch, als könne er damit den Schlussfolgerungen seiner Frau entkommen.

»Sie sieht doch so viel fern in letzter Zeit.«

»Keine Ahnung. Mit dir scheint sie ja immer noch recht viel zu sprechen, wenn du das alles so genau weißt.«

»Hör mir bitte zu, am liebsten diese Vorabendserie, ›Verbotene Liebe‹.«

»Ach dieser harmlose Kitsch! Ich dachte schon, wer weiß, was jetzt kommt, die hast du doch früher ganz oft mit ihr zusammen gesehen, oder? Na, wenn's nichts Schlimmeres ist.«

»Eine der Figuren, ich glaube, eine ältere Frau, hat sie angesehen.«

»Gott im Himmel, was soll das!«

Das Ehepaar Kehrwein starrt sich an. Aus dem oberen Stockwerk kommt keine Musik mehr. Sie hören ein lautes, verzweifeltes Schluchzen, das immer stärker wird. Es klingt nach einer übermächtigen Angst.

»Michael, hör mir zu. Isabell war sich sicher, dass diese Frau sie angesehen hat, nur sie, ganz allein, aus dem Fernseher. Und diese Frau hat ihr klargemacht: Das ist nicht gut, was du jetzt machst. Pass auf dich auf.«

»Und? Und was ist, wenn sie nicht aufpasst? Was will sie uns damit sagen?« Er macht Anstalten, aufzustehen und nach oben zu gehen, um seiner weinenden Tochter zu helfen.

»Weißt du noch, was dein Onkel gesagt hat, kurz bevor er sich vor den Zug geworfen hat?«

Michael macht eine wegwerfende Geste, als könne er das Thema, die Sorgen, vor allem den Satz, der nun unweigerlich folgen würde, einfach wegwischen. Natürlich weiß er, was sein Onkel bei seinem letzten Besuch bei seiner Mutter gesagt hatte.

»Er hat eine Botschaft empfangen, und er weiß, was er zu tun hat«, sagt Susanne.

»Mein Onkel war schizophren«, stößt Michael hervor. »Meinst du etwa wirklich, dass Isabell sich ...« Er will noch etwas sagen, aber seine Frau legt ihm das Telefon auf den Tisch. Sie sieht ihn eindringlich an. »Du kennst doch die Tochter von Martin und Ursula? Christine. Sie hat sich selbst verletzt. Geritzt, verstehst du?« Der große lebensfrohe Michael schaut seine Frau verwirrt an. »Sie ist in die Klinik eingeliefert worden«, fährt sie fort. »Ich habe mir den Namen gemerkt. Da gibt es eine psychiatrische Ambulanz für Jugendliche.«

»So was gibt's? Eine Psychoklapse nur für Jugendliche?«

»Ja. Michael, eine Klinik, keine Klapse. Für Kinder und Jugendliche.«

Sie hören das Schluchzen ihrer Tochter.

Susanne nimmt das iPad, das auf dem Tisch liegt, und googelt das Heckscher-Klinikum. Dann wählt sie selbst die Nummer der Ambulanz, während ihr Mann zur Decke starrt.

Begegnung mit Isabell

Dass sich Kinder im Lauf ihrer Entwicklung und Reifung nicht nur körperlich, sondern auch in ihrer Psyche verändern, ist eine Binsenweisheit. Eltern werden sich dieser Veränderungen ihres Kindes, die oft fließend, gelegentlich aber auch in Sprüngen auftreten können, meistens erst in der Rückschau bewusst. Sie entdecken eines Tages an ihrem Kind neue Wesenszüge, die sie womöglich amüsieren oder auch befremden: zum Beispiel verblüffende Ähnlichkeiten mit bestimmten Charaktereigenschaften des anderen Elternteils oder eine Eigenheit, die sie von sich selbst kennen. In keiner anderen Lebensphase wandelt sich der Mensch so stark wie in der Pubertät und der Adoleszenz, also dem zweiten Lebensjahrzehnt. Die oft schambesetzten körperlichen Veränderungen, ein sich neu etablierendes Rollenverständnis und eine Reihe anderer zu bewältigender Entwicklungsaufgaben bis hin zur Ablösung vom Elternhaus sind für den Jugendlichen eine enorme Herausforderung, der nicht jeder gleichermaßen gewachsen ist.

Eltern von mehreren Kindern machen speziell in dieser Zeitspanne der Veränderungen die Erfahrung, dass kein Kind wie das andere ist. Warum etwa die früher noch ängstliche 13-jährige Tochter ihre erste Klassenfahrt mit längerer Abwesenheit von zu Hause völlig komplikationslos genießt, während ihr jüngerer Bruder, bisher als mutig und selbstbewusst bekannt, wegen Ängsten und zu starken Heimwehs von den Eltern vorzeitig abgeholt werden muss, bleibt ein Rätsel.

Die Zeit der Pubertät ist voller Überraschungen. Eltern sollten sich deshalb nicht zu schnell davon verunsichern lassen, wenn ihr Kind in dieser Phase einmal stiller und nachdenklicher ist, sich etwas zurückzieht und Gesprächen ausweicht. Wenn es einmal komische Ansichten äußert, mit denen es irgendwo konfrontiert worden ist, und nun seine Eltern testen will, wie diese darauf reagieren. Und auch nicht, wenn es in der Schule einmal nicht so klappt wie gewünscht und erwartet. Denn nicht jede psychische Auffälligkeit eines Jugendlichen ist eine Störung. Die Bandbreite des »Normalen« ist in diesem Lebensabschnitt erfahrungsgemäß größer. Manches irritierende Phänomen verschwindet wieder von selbst oder ist Ausdruck einer vorübergehenden Entwicklungskrise.

Anders sieht es jedoch bei den seelischen Veränderungen aus, die sich während der letzten zwei Jahre bei der jetzt 17-jährigen Isabell Kehrwein immer eindrücklicher ins Verhalten eingeschlichen haben. Als ich ihren Eltern in der jugendpsychiatrischen Sprechstunde zum ersten Mal begegne, gewinne ich den Eindruck, dass sich beide große Sorgen um ihre mittlere Tochter machen. Möglicherweise haben sich die Eltern auch erst jetzt um einen Termin in der Klinikambulanz bemüht, weil sie Isabells heute so beunruhigenden Zustand, allerdings in einer erheblich milderen Form, schon seit ihren Kindestagen kennen. Wahrscheinlich haben sie aus diesem Grund »das Ganze zuerst nicht so ernst genommen und vielleicht auch zu lange verdrängt«, äußern sie sich mir gegenüber. Anders als ihre beiden lebhaften Geschwister sei Isabell schon immer sehr zurückhaltend, nachdenklich und vor allem leicht verletzbar gewesen. Vermutlich sei dies auch der Grund dafür, meinen die Eltern, dass ihre Tochter bei der Wahl ihrer Freundinnen sehr wählerisch, ja fast schon misstrauisch sei und Cliquen am liebsten aus dem Weg gehe. Ein Einzelgängertyp eben. In den Handballverein beispielsweise mussten die Eltern die Tochter geradezu zwingen, so gewehrt habe sie sich vor Jahren dagegen. Wichtig sei für Isabell, so berichten mir ihre Eltern, eigentlich nur die Schule, in der sie zu den Besten gehöre. Aber vor einem Jahr, da sei es bei ihr zu einem deutlichen Leistungseinbruch gekommen. Isabell klagte damals über zunehmende Konzentrationsstörungen, über Schlafprobleme und über eigenartige Ängste, die sie wohl schon länger plagten, über die sie damals aber nichts Genaueres erzählen wollte.

Eigentlich hätten sie sich schon zum damaligen Zeitpunkt einen fachlichen Rat einholen sollen, meinen Herr und Frau Kehrwein heute etwas geknickt. Denn Isabell habe sich nachmittags und abends nur in ihrem Zimmer aufgehalten, sie habe sich immer stärker eingeigelt. Und vor allem: Isabell habe, wenn auch nur kurz und ohne sich dann genauer dazu zu äußern, von ziemlich seltsamen Phänomenen berichtet. Dass andere ständig über sie tuschelten, sich gegen sie verschworen hätten, ihre Gedanken lesen und wie mit magischen Kräften ihre Handlungen beeinflussen könnten.

Vor Kurzem soll Isabell ihrer Mutter sogar erzählt haben, dass sie schon über zwei Jahre und in letzter Zeit immer häufiger Angst einflößende Stimmen höre, obwohl außer ihr niemand anders im Raum sei. Die Sprecher könne sie nicht identifizieren, womöglich seien es ihre Klassenkameraden. Die Stimmen unterhielten sich miteinander, und sie schimpften über sie.

Drei Tage später lerne ich Isabell bei mir in der Klinik kennen. Sie wirkt im ersten Moment sehr verschlossen, etwas misstrauisch und ablehnend, den Blick hat sie nach unten gesenkt. Es ist nicht einfach, mit ihr ins Gespräch zu kommen, das ich ganz bewusst mit ihr allein führen möchte. Mit den Informationen, die ich von ihren Eltern habe, versuche ich, ihr vorsichtig auf die Sprünge zu helfen. Ich bin erstaunt darüber, wie rasch sie sich dann doch mir gegenüber öffnet, die Schilderungen und Beobachtungen ihrer Eltern bestätigt und ergänzt. Ich habe das Gefühl, dass das Mädchen geradezu erleichtert ist, jemandem von den sie schon so lange quälenden Ängsten und Erlebnissen zu erzählen, der deshalb nicht gleich erschrickt. Auch wenn sie sich das Ganze selbst nicht richtig erklären kann – sie ist von ihrer Überzeugung, andere könnten sie steuern und wüssten über ihre Gedanken Bescheid, und auch vom Glauben an die Existenz der über sie lästernden Stimmen partout nicht abzubringen.

Vermutlich trägt mein guter Draht zu Isabell mit dazu bei, dass sie damit einverstanden ist, bei uns in der Klinik zu bleiben. Wegen ihrer schweren psychischen Beeinträchtigungen ist das im Augenblick die einzige Behandlungsmöglichkeit. Ich verspreche ihr, hier schnell etwas gegen ihre Angstzustände, ihre innere Unruhe und den gestörten Schlaf zu unternehmen.

Isabells Krankheitsbild bezeichnen wir zunächst als sogenanntes paranoid-halluzinatorisches Syndrom. Das bedeutet, dass bei der Patientin im Augenblick paranoide und halluzinatorische Symptome, also bestimmte Wahnvorstellungen und Trugwahrnehmungen – in ihrem Fall das Stimmenhören von nicht anwesenden Personen –, psychopathologisch im Vordergrund der Störung stehen. Über die Ursache ihrer schweren Erkrankung, die man auch als Psychose bezeichnet, ist damit noch nichts Sicheres gesagt. Bei Jugendlichen können ähnliche Symptome zum Beispiel auch nach Drogenkonsum auftreten, man spricht dann von einer drogeninduzierten Psychose. Diese Störung tritt aber meistens viel akuter auf als in Isabells Fall. Ihre psychotische Symptomatik hatte bis zu ihrer aktuellen Zuspitzung ja eine mehrjährige »schleichende« Vorgeschichte. Außerdem gibt es bei ihr keinerlei Anhaltspunkte für einen Drogenkonsum.

Trotzdem untersuchen wir im Zuge der diagnostischen Abklärung sicherheitshalber ihren Urin auf toxische Substanzen, führen eine gründliche körperlich-neurologische Untersuchung und einige Blutuntersuchungen und Labortests durch. Zum Ausschluss einer Erkrankung des Gehirns veranlassen wir ein Elektroenzephalogramm (EEG) und eine Bildgebung mittels einer Kernspintomografie (MRT). Sehr selten können nämlich auch ein Tumor oder eine Entzündung des Gehirns, die auf diesem Weg diagnostizierbar sind, Auslöser einer Psychose sein. Da wir mit diesen differenzialdiagnostischen Untersuchungsmaßnahmen nichts feststellen können und auch eine mehrtägige stationäre Beobachtung von Isabell keine neuen Erkenntnisse bringt, erhärtet sich unsere Verdachtsdiagnose. Sehr wahrscheinlich handelt es sich bei ihrer psychischen Störung um die Erstmanifestation einer schizophrenen Psychose.

Was wissen wir heute über Häufigkeit und Ursachen der Schizophrenie? Knapp ein Prozent aller Menschen leidet irgendwann einmal im Leben an einer derartigen Erkrankung, die dann unterschiedliche Verlaufsformen nimmt. Erstmals tritt sie in der Regel ab dem Pubertätsalter auf. Ursächlich kommt vor allem eine genetische Veranlagung infrage, die manchmal von Umweltfaktoren quasi »geweckt« werden kann. Wir Psychiater sprechen hier von einem »Vulnerabilitäts-Stress-Modell« der Schizophrenie. In den meisten Fällen gibt es aber keinerlei Hinweise auf irgendwelche ungünstigen Lebensumstände bei Beginn der Erkrankung. Bei Isabell könnte der ebenfalls an Schizophrenie erkrankte Bruder des Vaters, der in der Erinnerung der Kehrweins wie ein Menetekel aufsteigt, ein Anhaltspunkt für eine genetische Belastung in der Familie sein.

Isabell findet sich auf der geschützten Jugendlichenstation des Heckscher-Klinikums nur schwer zurecht. Zu ihren Mitpatienten nimmt sie keinen Kontakt auf, auch nicht zu ihrer Zimmernachbarin, einem Mädchen mit einer Depression, mit dem es kaum zu einem Austausch kommt. Schon am ersten Abend haben wir Isabell ein Beruhigungsmittel verordnet, um ihre innere Anspannung und Angst etwas zu dämpfen und ihren Schlaf zu erleichtern. Anfangs steht auch im Jugendalter bei der Behandlung von akuten Psychosen die psychopharmakologische Therapie im Vordergrund. Selbstverständlich ist der vertrauensvolle Kontakt zum behandelnden Arzt und zum Pflege- und Erziehungspersonal Grundlage für einen gelingenden Behandlungseinstieg. Diese therapeutischen Beziehungen müssen aber erst behutsam aufgebaut werden. Oft sind wahnhafte Patienten zu Beginn ihres Klinikaufenthaltes noch sehr abweisend und misstrauisch. Sie leiden weiter unter ihren unrealistischen Ängsten und Ideen und lehnen Essen, Getränke und Medikamente auch manchmal ab, weil sie etwa befürchten, vergiftet zu werden. Mit dem Einverständnis ihrer Eltern willigt Isabell jedoch nach Abschluss der ersten Untersuchungen in die Behandlung mit einem Antipsychotikum ein. Von diesem Medikament erwarten wir eine Rückbildung von Isabells akustischen Halluzinationen und erhoffen uns ebenfalls einen günstigen Effekt auf ihre Wahnideen und psychotischen Überzeugungen. Die modernen Antipsychotika sind in der Akutphase einer schizophrenen Psychose meistens unverzichtbar. Unter Beachtung ihrer Nebenwirkungen sind sie in aller Regel gut verträglich. Anders als viele ältere Antipsychotika lösen sie auch nicht, beziehungsweise wesentlich seltener und schwächer, die sehr einschränkenden motorischen Störungen aus, die an die Parkinsonkrankheit erinnern und deshalb ihre Akzeptanz beim Patienten und seinen Angehörigen verständlicherweise erschwert haben. Leider bedingen aber einige neuere Antipsychotika eine Appetitsteigerung, die besonders bei jugendlichen Patienten zur Gewichtszunahme führen kann. Ein wichtiger Aspekt, der von uns Behandlern immer im Auge behalten werden muss.

Natürlich ist Isabells Familie in großer Sorge. Im Gespräch mit mir machen sich die Kehrweins Vorwürfe, Isabells Symptome zu lange ignoriert und bagatellisiert zu haben. Sehr beunruhigt sind auch ihre Geschwister, vor allem die 14-jährige Sandra, die gerade selbst in schulischen Schwierigkeiten steckt. In Gegenwart der Eltern erzählt mir Sandra, wie sehr auch sie unter Isabells seltsamen Verhaltensweisen, ihren unverständlichen Ängsten und vor allem der immer stärkeren Ablehnung ihr gegenüber gelitten habe. Und auch Sandra fragt sich, ob sie vielleicht irgendetwas falsch gemacht habe im Umgang mit Isabell. So räumt sie etwas schuldbewusst ein, dass sie, bei aller Zuneigung, ihre große, schon immer »hyperempfindliche Schwester wegen ihrer ständigen Besserwisserei und ihres überlegenen Getues manchmal auch richtig gehasst« habe. Und sie stellt fast selbstanklagend in den Raum, ob ihr eigenes Verhalten mitverantwortlich für den Ausbruch von Isabells Erkrankung gewesen sein könne.

Nicht nur Eltern, sondern auch Geschwister sind oft schwer emotional betroffen, wenn ein Familienmitglied seelisch erkrankt ist. Das zeigt sich häufig, wenn wir Behandler genauer darauf achten und auch Geschwister zu Wort kommen lassen. Wenn wir auch ihre Befürchtungen, ihre meist unbegründeten Schuldgefühle und ebenso ihre auch manchmal vorhandenen aggressiven Empfindungen gegenüber den Erkrankten ernst nehmen. Aus diesem Grund beziehen wir Geschwister, falls es notwendig und möglich ist, in geeigneter Weise in den Behandlungsprozess mit ein. Oft bleiben aber Geschwister von psychisch erkrankten Kindern und Jugendlichen – das wissen wir Psychiater – in ihrer Familie im Hintergrund, weil sich alles nur noch um das erkrankte Kind dreht. Sie leiden dann im Stillen mit und brauchen ebenfalls Hilfe. Die Geschwister unserer Patienten dürfen wir deshalb in diesen problematischen Lebenslagen nicht vergessen. Isabell befindet sich nun seit vier Wochen in stationärer Behandlung. Sie erscheint nicht mehr so getrieben und ängstlich wie am Anfang. Vor allem werden die »Stimmen«, die sie während der ersten Zeit auch bei uns in der Klinik wahrgenommen hat, von ihr jetzt weniger häufig und nicht mehr so bedrängend und bedrohlich erlebt. Ein wenig hat Isabell auch ihr Schneckenhaus verlassen. Sie lässt sich auf kurze Unterhaltungen mit den anderen jugendlichen Patienten ein und beteiligt sich, wenn auch weiter sehr zurückhaltend, an von den Erziehern organisierten Gruppengesprächen, in denen etwa der Inhalt der aktuellen Tageszeitung diskutiert oder ein Rückblick auf den Tag geworfen wird. Die Teilnahme am klinikinternen Schulunterricht erscheint uns für Isabell vor allem wegen ihrer eingeschränkten Konzentrationsfähigkeit gegenwärtig noch zu belastend, was von ihr nicht sonderlich bedauert wird. Etwa eine Stunde täglich erhält sie aber in einer kleinen Gruppe Beschäftigungstherapie, in der es mehr um handwerkliche Techniken und das Erleben einer Gruppensituation geht.

In kurzen Einzelgesprächen mit der Stationsärztin oder bei der täglichen Visite berichtet Isabell von ihrem Befinden, das sich nach unserer Einschätzung in der Zwischenzeit etwas gebessert hat. Regelmäßig, aber nicht zu häufig, bekommt unsere Patientin auch Besuch von ihren Eltern, teilweise auch in Anwesenheit der Stationsärztin. Den Eltern, die trotz ihrer Betroffenheit mit uns sehr engagiert kooperieren, haben wir für diese Begegnungen empfohlen, ihre erkrankte Tochter möglichst nicht mit zu starken Emotionen zu konfrontieren. Denn es ist erwiesen, dass zu heftige Gefühlsäußerungen, gerade von Angehörigen, einen psychotischen Patienten besonders verunsichern können. Das anfänglich verordnete Beruhigungsmittel konnte bei Isabell mittlerweile wieder abgesetzt werden, das Antipsychotikum erhält sie inzwischen in ausreichender Dosierung und scheint es auch gut zu vertragen.

Nach einem weiteren Monat und einem Anhalten der Stabilisierungstendenz planen wir Isabells Verlegung auf eine Jugendlichenstation unserer klinischen Abteilung Rottmannshöhe am Starnberger See, wo noch andere Patienten mit psychotischen Störungen im nicht mehr akuten Stadium behandelt werden. Isabell und vor allem auch Herr und Frau Kehrwein sind erleichtert über die Verbesserung des psychischen Zustands. Die Eltern, die von mir ausführlich über die Problematik einer schizophrenen Psychose aufgeklärt wurden, sind sich aber auch im Klaren darüber, dass zum jetzigen Zeitpunkt noch keine sicheren Aussagen über den künftigen Verlauf von Isabells seelischer Erkrankung gemacht werden können.

Nach kurzen Eingewöhnungsproblemen fasst Isabell auf der Rottmannshöhe glücklicherweise viel schneller Fuß als bei ihrer Aufnahme im akuten Krankheitsstadium vor zwei Monaten. In ihrem Behandlungsplan steht jetzt auch die Teilnahme an einem sozialen Kompetenztraining speziell für psychotisch erkrankte Jugendliche. Von entsprechend geschulten Therapeuten werden hierbei mit den Patienten soziale Fertigkeiten wie zum Beispiel Realitätswahrnehmung, Kommunikationsfähigkeit und selbstsicheres Auftreten thematisiert und auch im Rollenspiel eingeübt. Es geht dabei also um die Stärkung von Kompetenzen, die bei den Betroffenen oft schon vor dem Ausbruch ihrer Erkrankung nur gering ausgeprägt waren und im Verlauf der akuten Psychose manchmal völlig verloren gegangen sind. Im verhaltenstherapeutisch ausgerichteten kognitiven Training soll Isabell lernen, sich von ihren wahnhaften Fehleinschätzungen zu distanzieren, Stresssituationen rechtzeitig zu erkennen und ihre beeinträchtigte schulische Lernfähigkeit wieder zu verbessern.

Unterstützend kann man bei diesen spezifischen psychotherapeutischen Maßnahmen für psychotische Jugendliche zum Beispiel die Kunst- oder die Musiktherapie einsetzen. Isabell kann sich hier in der Trommlergruppe, in der unter Anleitung eines Therapeuten nicht viel gesprochen, sondern in erster Linie musikalisch improvisiert wird, sichtlich entspannen und gut mit den anderen harmonieren.

Als besonderen Erfolg bewerten wir es, dass Isabell nun auch unsere Klinikschule besuchen und bald dem Unterricht immer interessierter und konzentrierter folgen kann. Sollte sich ihre Stabilisierungstendenz weiter fortsetzen, wollen wir sie demnächst als Gastschülerin in dem mit unserer Klinik seit vielen Jahren kooperierenden Gymnasium in der Nachbarschaft anmelden.

Aber so weit sind wir heute, knapp drei Monate nachdem wir die schwer psychotisch erkrankte Isabell kennengelernt und im Heckscher-Klinikum aufgenommen haben, noch nicht. Trotz des guten Ansprechens auf die Therapie und des seither relativ günstigen Verlaufs ihrer Störung müssen wir mit Gewissheit davon ausgehen, dass Isabell an einer Schizophrenie leidet, das heißt an einer schweren, oft chronisch verlaufenden psychischen Störung. Und die Wahrscheinlichkeit ist nicht gering, dass sich Isabell und ihre Familie mit dieser seelischen Störung nachhaltig auseinandersetzen und arrangieren müssen. Vielleicht wird es gelingen, Isabell eines Tages so gut zu rehabilitieren, dass sie auch wieder ihr Gymnasium besuchen und abschließen kann. Gewiss, es gibt auch günstige Verläufe einer schizophrenen Psychose. Im Idealfall erkranken betroffene Menschen nur einmal, bleiben danach vor Rückfällen verschont und können ein normales Leben führen. Andere können ihr Leben trotz erneuter Schübe relativ gut meistern. Möglicherweise gehört Isabell aber auch zu der Gruppe, bei der Restsymptome und Defizite bestehen bleiben oder eine erneute Krankheitsmanifestation mit fortschreitender Symptomatik auftritt. In einem solchen Fall müssten sich Isabell und ihre Familie auf einen schwierigen weiteren Lebensweg mit vielen Herausforderungen einstellen. Einen Lebensweg, auf dem Isabell auf Hilfe und Begleitung ihrer Familie, der Psychiatrie, der ganzen Gesellschaft dringend angewiesen ist.

▶ ▶ Über Schizophrenie

Schizophrenie beziehungsweise schizophrene Psychosen sind eine Gruppe von schwerwiegenden psychischen Erkrankungen, bei denen – vor allem im akuten Stadium – der Bezug des Patienten zur Realität erheblich eingeschränkt ist. Betroffene leiden dann unter Wahrnehmungsstörungen (Halluzinationen) und Wahnvorstellungen (paranoide Ideen). Sie hören zum Beispiel

Stimmen von nicht anwesenden Personen, die über sie reden und ihnen Befehle erteilen, sie fühlen sich beobachtet oder von außen manipuliert. Schizophrene Psychosen treten ab dem Pubertätsalter auf, früher nur äußerst selten. Der Krankheitsverlauf ist sehr unterschiedlich. Einige Betroffene erkranken nur einmal im Leben und stabilisieren sich nach der schizophrenen Episode wieder weitestgehend. Andere behalten eine Restsymptomatik und erkranken mehrmals an schizophrenen Schüben. Bei manchen Patienten mündet die Störung schon früh in ein chronisches Stadium; meist muss dann davon ausgegangen werden, dass sie in ihrer weiteren Persönlichkeitsentwicklung und Lebensgestaltung deutlich beeinträchtigt sind und langfristig eine intensive soziale Unterstützung und psychiatrische Behandlung benötigen. Schizophrene Erkrankungen können akut beginnen, aber auch schleichend verlaufen. Speziell im Jugendalter gibt es nicht selten Vorläufersymptome, die der Umgebung schon lange vor einer Akutsymptomatik auffallen. Dazu gehören zum Beispiel ein sozialer Rückzug, ein Leistungsknick in der Schule, andere schwer verständliche Verhaltensveränderungen sowie eigenartig anmutende Denkmuster und Stimmungsschwankungen. Wichtig ist, dass derartige psychische Auffälligkeiten bei einem Jugendlichen auch einmal passager in einer kritischen Phase der Pubertät beziehungsweise Adoleszenz auftreten und andere Ursachen haben können und nicht zwangsläufig in eine Schizophrenie übergehen müssen.

- ... zeigt, vor allem im Akutstadium, eine sogenannte Plussymptomatik: Halluzinationen meist akustischer Natur; formale und inhaltliche Denkstörungen und Störungen des Icherlebens (der Denkablauf ist assoziativ aufgelockert, plötzlich unterbrochen, unlogische Schlussfolgerungen werden gezogen, wahnhafte Überzeugungen und bizarre Ideen beherrschen unkorrigierbar das Denken des Betroffenen, etwa von bestimmten Menschen verfolgt zu werden oder mit fiktiven Personen in Verbindung zu stehen, die seine Gedanken lesen und beeinflussen können); Angst- sowie aggressive Erregungs- und Unruhezustände; eigenartige motorische Phänome wie Verharren in bestimmten Haltungen
- ... zeigt nach Abklingen des Akutstadiums eine sogenannte Minussymptomatik in unterschiedlicher Ausprägung: Affektverflachung (der Patient wirkt emotional abgestumpft, freud- und interesselos, unbeteiligt); Antriebsverlust; sozialer Rückzug; kognitive Defizite wie Konzentrations- und Aufmerksamkeitsstörungen
- ... kann in bestimmten Krankheitsstadien auch eine Mischung von Plus- und Minussymptomen aufweisen

Mögliche Ursachen

- Das Risiko, an einer schizophrenen Psychose zu erkranken, hängt erheblich von genetischen Faktoren ab

- Komplikationen während der Schwangerschaft und Geburt (Infektionen, Sauerstoffmangel), neurologische Erkrankungen und Verzögerungen in der frühkindlichen Entwicklung können ursächlich eine Rolle spielen
- Drogen-, in erster Linie Cannabiskonsum kann bei entsprechend veranlagten Menschen eine schizophrene Psychose auslösen
- Wichtig: Insbesondere akute psychotische Symptome treten nicht nur bei einer schizophrenen Störung auf, sondern können auch eine unmittelbare organische Ursache haben; zum Beispiel Alkohol- oder Drogenintoxikation, Hirntumor, Enzephalitis etc.; deshalb muss bei jeder Erstmanifestation einer Psychose eine organische Abklärung erfolgen
- Das sogenannte Vulnerabilitäts-Stress-Modell besagt, dass Menschen mit einer entsprechenden genetischen Veranlagung (Vulnerabilität) dann an einer schizophrenen Störung erkranken, wenn zusätzlich ungünstige Umwelteinflüsse und Stressfaktoren auf sie einwirken

In der Therapie ...

... wird für den betroffenen Patienten zunächst meist unter stationären Bedingungen ein individueller Behandlungsplan aufgestellt, der sich am Krankheitsstadium orientiert und mehrere Elemente beinhaltet:

- Psychopharmakotherapie: In der Akutphase hat die Gabe von Antipsychotika zur Rückbildung der vorherrschenden Plussymptomatik (Halluzinationen,

Wahnideen, motorische Unruhe) eine zentrale Bedeutung. Sie sollte auch zum Schutz vor einem Rückfall nach Abklingen dieser Symptomatik über einen längeren Zeitraum beibehalten werden.

- Psycho- und milieutherapeutische Maßnahmen: In einem geschützten therapeutischen Umfeld mit festen Bezugspersonen wird dem erkrankten Jugendlichen erleichtert, Distanz zu seiner psychotischen Symptomatik zu finden und seine sozialen Kompetenzen und kognitiven Fähigkeiten wieder zu verbessern. In der Stabilisierungsphase erhält der Patient neben Einzeltherapie auch kreative Gruppenangebote, schulische Betreuung und gemeinsam mit seiner Familie psychoedukative Beratung.

Chancen

Über den Verlauf einer bereits im Kindes- und Jugendalter auftretenden schizophrenen Psychose lassen sich bei Erkrankungsbeginn noch keine sicheren Aussagen machen. Statistisch gesehen ist ihre Prognose aber leider schlechter als bei erst später einsetzenden schizophrenen Erkrankungen. Immerhin haben aber etwa ein Viertel der Betroffenen relativ gute Aussichten, dass die Störung überwunden wird beziehungsweise einen eher günstigen Verlauf nimmt. Oft müssen Schullaufbahnen neu geplant und Lebensentwürfe geändert werden. Auch früh erkrankte schizophrene Patienten mit ungünstigeren Verlaufsformen können jedoch, vor allem in einem stabilen Umfeld, von einer konsequenten psychiatrischen Therapie und sozialtherapeutischen Maßnahmen sehr profitieren und sich mit ihrer Störung arrangieren.

Ein irrer Typ

Thomas, 16. Tourettesyndrom

Lara hatte sofort Ja gesagt, als Thomas sie gefragt hatte. Obwohl sie ihn seit einigen Jahren kannte und genau wusste, was mit ihm los war. So wie alle anderen in der Klasse Bescheid wussten. Manchmal dauerte es ein paar Tage, manchmal nur ein paar Minuten. Aber irgendwann wusste jeder Bescheid.
Sie hatte sogar gelächelt. Aber Thomas hatte dieses Lächeln nicht richtig gefallen. Es war sehr nett gewesen, strahlend, als ob sie sich wirklich gefreut hätte. Es hatte aber zugleich etwas Mildes in diesem Lächeln gelegen. So als ob sie ihn für etwas entschuldigt hätte. Ihre Augen hatten gesagt: Macht doch nichts. Ist schon in Ordnung. Ich bin dir nicht böse. Du kannst doch nichts dafür. Er kannte diese Art von Lächeln sehr genau. Seine Mutter schaute ihn auch immer so an. Was alles nur noch viel schlimmer machte. Er hasste dieses Lächeln. Einerseits. Andererseits befiel ihn eine heillose Angst, wenn dieses Lächeln ausblieb und die Menschen ihn mit einem Gesicht ansahen, das er noch viel besser kannte, mit einem Gesicht, das grenzloses Unverständnis und Schrecken spiegelte. Mit einem angewiderten Ausdruck, den sie nicht unterdrücken konnten oder wollten.
Lara hatte wie seine Mutter gelächelt.

Dabei hatte Thomas alles richtig gemacht. Er hatte den ganzen Nachmittag Sport getrieben, sich ausgepowert. Erst war er im Wald laufen gewesen, danach beim Muskeltraining im Fitnesscenter. Erst am frühen Abend war er zu ihrem Haus gegangen, mit geföhnten Haaren und seinem Lieblings-T-Shirt, das seine Mutter extra für diesen Nachmittag gewaschen und gebügelt hatte. »Ich soll dein T-Shirt *und* deine Jeans bügeln? Die Jeans? Findest du das nicht etwas übertrieben?«, hatte sie gefragt.

»Ja, das ist vielleicht übertrieben, aber ich möchte das gern«, hatte er etwas gereizt geantwortet. Dann veränderte sich seine Stimme, sie klang metallisch und heiser, als würde sie durch eine Leitung gepresst. »Du blöde lahmarschige Schlampe, fick dich doch.«

Seine Mutter hatte genickt und T-Shirt und Jeans gebügelt. Als sie ihm die Sachen gab, war auf ihrem Gesicht wieder das Lächeln erschienen. »Thomas-Lächeln« nannte es sein Vater. Weil seine Mutter damit die unmöglichsten Situationen weglächelte. »Heute hätte ich gern dein Thomas-Lächeln eingesetzt«, sagte sein Vater manchmal zu seiner Frau. »Aber ich musste die harte Tour fahren. Anders verstehen die Leute einfach nicht, dass ich nicht mit mir spaßen lasse.«

Lara hatte gestern Abend auch ein Thomas-Lächeln aufgesetzt. Aber warum? Alles war super gelaufen. Er hatte die Kontrolle behalten. Er war nur Thomas gewesen, und keine Sekunde der durchgeknallte Thomas.

Er hatte an ihrer Tür geklingelt und gewartet. Dann hatte Lara geöffnet. Sein Herz hatte einen Sprung gemacht. Sonst macht sein ganzer Körper ja die Sprünge, Kängurusprünge zum Beispiel, in der Fußgängerzone, wenn das Wetter schön ist und viele Leute in den Straßencafés Platz genommen haben. Aber diesmal ist nur sein Herz vor lauter Freude gesprungen.

Es war nicht die Mutter, es war nicht der Vater, es war nicht der Bruder. Niemand, der weiß, mit wem er es zu tun hat und wie er reagieren muss, wenn wieder etwas passiert. Es war Lara. Und deshalb konnte er einfach Thomas sein. Und dieser ganz normale Thomas konnte sofort ansprechen, weshalb er hergekommen war.

»Hallo, Lara«, hatte er schnell gesagt, und seine Hände waren in den Hosentaschen geblieben. Sie hatten sich benommen, wie Hände sich benehmen sollen: Sie hatten ihm gehorcht, wie zwei Schoßhündchen, und waren schön in ihren Hundekörbchen geblieben.

»Oh, hallo Thomas! Das ist aber eine Überraschung.« Da hatte sie schon das erste Mal das Thomas-Lächeln im Gesicht gehabt. »Wie komme ich zu der Ehre?«

»Oh, ich …«, hatte er geantwortet und gefühlt, wie Panik sich in seinem Inneren breitmachte, wie sich sein Kopf mit etwas Heißem zu füllen begann, das all seine Gedanken verschlang und in etwas Schwarzes, Dickflüssiges verwandelte.

»Ja, was denn?«, hatte Lara freundlich gefragt und war einen Schritt vorgetreten. Sie hatte einen schnellen Blick einmal die Straße links und einmal rechts hinaufgeschickt, als würde sie nach etwas Ausschau halten, als hätte sie vor, die Straße zu überqueren, und wollte sichergehen, dass keine Autos kamen. »Willst du nicht reinkommen, Thomas? Das ist doch ungemütlich hier an der Haustür.«

»Nein, nein«, hatte er erschrocken hervorgestoßen, und prompt waren seine Hände aus den Taschen geflogen und hatten zuckende Bewegungen gemacht. »Ich …

weißt du, ich wollte dich nur etwas fragen. Wenn ich dich nicht störe?«

»Ja, was denn, Thomas?«, hatte Lara noch mal gefragt. Sie hatte blonde, lockige Haare, die ihr in die Stirn fielen und die sie oft wegpustete oder mit einem energischen Wischen zurück auf den Kopf verbannte. Auch andere Leute hatten Tics, dachte Thomas, er war bestimmt nicht der Einzige auf der Welt. Lara hatte schon einen richtigen großen Busen und war ein bisschen pummelig. Aber das störte ihn überhaupt nicht, weil sie immer so lustig und ausgeglichen war und weil sie am lautesten lachte von allen Mädchen in der Klasse. Wenn jemand laut lachte, gefiel ihm das wahnsinnig gut, weil Leute, die viel lachten, Dinge nicht so ernst nahmen, vor allem die Dinge, die ihm immer wieder passierten.

»Hast du morgen schon was vor?«, hatte Thomas ganz schnell gesagt.

»Morgen?« Lara hatte die Backen aufgeblasen und an ihren Locken gespielt und zum Himmel geschaut und schließlich geantwortet: »Nein, eigentlich nicht. Warum?«

»Also hast du morgen nichts vor?«, hatte Thomas noch mal gefragt.

»Nein.« Lara hatte die Stirn gerunzelt. »Warum denn, Thomas?«

»Es ist nur … ich wollte dich fragen …« Er merkte, dass seine Hände wieder zu zappeln anfingen.

»Jaaaa?«

»Ich wollte dich fragen … ob du Lust hast … Willst du mit mir einen Kaffee trinken gehen? Oder eine Cola? Oder einen Latte ma… ma…«

»Einen Latte macchiato meinst du? Den trinkst du wohl nicht so oft, hm?«

Thomas war rot geworden. Seine Hände wollten sich wie Flügel von einem jungen Vogel benehmen, der aus dem Nest fällt und wie wild flattert, damit er nicht auf dem Boden zerschellt. Und seine Augen hatten sich wie Murmeln in einem Glas angefühlt, die hin und her geschüttelt werden. Und die Murmeln rollten und rollten. Einfach, weil Laras Augen sich unverwandt auf ihn gerichtet hatten.

»Hey Thomas, kann es vielleicht sein, dass du morgen mit mir ins Café Winter gehen willst? Und mich zu einem Latte macchiato einlädst?«

Thomas hatte Lara angestarrt.

»Ja, genau.« Er hatte sie weiter wie hypnotisiert angestarrt, und Lara hatte wieder die Straße rauf- und runtergeschaut.

»Um drei an der Litfaßsäule vor dem Café Winter«, hatte sie schnell gesagt und ihn angelacht. »Okay? Und sei pünktlich. Man lässt eine Dame nicht warten.«

»Und du hast morgen Nachmittag Zeit?«

Da hatte Lara zum ersten Mal einen Anflug von Ungeduld gezeigt und ihn irritiert gemustert. »Ja, das habe ich, wie gesagt, aber nicht sehr lang. Um halb fünf habe ich Chorprobe. Also dann bis morgen, Thomas!« Dann hatte sie ihre Haare hochgepustet und ihm einen Klaps auf die Schulter gegeben. Das Thomas-Lächeln war noch mal aufgeleuchtet. Sehr deutlich. Und dann hatte sie noch durch den Türspalt gerufen: »Ich freue mich!«

Und dann hatte Thomas geantwortet, wieder mit dieser schrillen, gepressten Stimme, seiner Metallstimme: »Fick dich doch, du blödes Trampel.« Aber da war die Tür schon zu gewesen.

Morgen um drei. So lang kamen ein Abend und ein Vormittag und ein halber Nachmittag Thomas noch nie vor in seinem Leben. Er zählte nicht die Stunden, er zählte ab jetzt die Minuten.

Der Vater erzählte beim Abendessen von einem anstrengenden Arbeitstag, den er die meiste Zeit auf dem Flughafen in Köln/Bonn zugebracht hatte. Die große Versicherungsgesellschaft, für die er als IT-Manager arbeitete, hatte jetzt in Köln eine Firma aufgekauft, und er musste die beiden zusammengelegten IT-Abteilungen koordinieren und sich mit neuen Kollegen rumschlagen, die keine Lust hatten, sich von ihm Anweisungen geben und Ratschläge erteilen zu lassen.

»Die wissen alles besser als ich. Und ich bin verantwortlich dafür, dass bis zum ersten August alles funktioniert. Die werfen mir Knüppel zwischen die Beine, wo es nur geht.«

»Du wolltest doch die Leitung der neuen Abteilung unbedingt haben. Das war doch klar, dass das kein Selbstläufer wird. Warum bist du denn so spät nach Hause gekommen?«, fragte Thomas' Mutter, eine Deutsch- und Geschichtslehrerin am städtischen Gymnasium.

»Weil mein Flug ausgefallen ist. Irgendwas am Klimasystem in der Kabine. Sie mussten erst eine Austauschmaschine besorgen. Ich verstehe nicht, warum so was drei Stunden dauern muss.« Thomas' Vater nahm noch einen großen Schluck Rotwein. Dann wandte er sich seinem Sohn zu, der das Gespräch der Eltern schweigend verfolgt hatte.

»Wie war die Schule, Thomas?«

»Ich habe eine Vier in Deutsch gekriegt.«

»Eine Vier?« Der Vater schnaubte enttäuscht. »Wenigstens in Deutsch warst du doch bisher einigermaßen. Zumindest solange du nicht reden musst. Wenn man das ›reden‹ nennen will, was du da manchmal veranstaltest.«

»Gerhard«, sagte die Mutter sofort tadelnd. »Entschuldigung«, sagte der Vater schnell und nahm einen weiteren Schluck Wein. »Das habe ich nicht so gemeint«, murmelte er. »War ein furchtbarer Tag. Trotzdem, wenn du wieder kleben bleibst, musst du die Schule verlassen. Und das mit einem IQ von mehr als 120. Das ist doch – Wahnsinn!« Seine Frau knallte ihre Gabel wütend auf den Tisch. Der Vater korrigierte sich augenblicklich: »Ich meine natürlich, das muss dir doch klar sein, oder, Thomas?«

Thomas nickte. Dazu vollführte er mit seinen Händen eine Art Tanz. Sie zuckten nach oben, ruckweise, bis sie auf Höhe seines Kopfes waren, dann zuckten sie wieder zurück, als hingen sie an Marionettenschnüren.

Der Vater stieß hörbar den Atem aus, als hätte er stundenlang die Luft angehalten.

»Gerhard, bitte …«, sagte die Mutter.

»Alte Schlampe, halt doch die Fresse«, zischte Thomas.

»Halt deinen Mund!«, schrie der Vater und sprang von seinem Stuhl auf. Der Tisch wackelte, und Wein schwappte auf die Tischdecke.

Thomas' Augen begannen zu rollen, als wären sie Kugeln in einem Flipperautomaten.

Die Mutter presste die Lippen aufeinander und vermied es, irgendjemanden anzuschauen. Der Vater starrte seinen Sohn an und setzte sich langsam wieder.

»Ich kann mich einfach nicht daran gewöhnen«, sagte er zu seiner Frau.

»Du musst aber.«

»Es tut mir leid«, sagte Thomas. »Es tut mir wirklich so leid. Papa, wie viele Flugzeuge stürzen eigentlich pro Jahr ab?«

Der Vater schaute ihn überrascht an. »Flugzeuge?«

»Weltweit«, ergänzte Thomas seine Frage.

»Was ist denn los mit dir, mein Schatz?«, fragte seine Mutter und versuchte nach seiner Hand zu greifen. Thomas zog sie schnell unter den Tisch. »In den letzten Tagen ist es ja wieder besonders schlimm. Thomas, bedrückt dich etwas?«

»Ich habe mich bei der Deutschschulaufgabe kaum konzentrieren können. Dabei hat mir das Thema wirklich gelegen. Eine Textanalyse von einer Kleisterzählung.«

»Welche?«, fragte die Mutter interessiert.

»›Erdbeben in Chili‹, du verdammte Fotze.«

Der Vater zerknüllte die Serviette und wurde rot im Gesicht.

Die Mutter griff blitzschnell nach der Hand ihres Mannes und setzte ihr Thomas-Lächeln auf.

»Na, das Thema passt ja zu dir, nicht wahr?«

Da musste Thomas zum ersten Mal seit Tagen lachen. Er hatte Angst vor seinem Lachen, weil es etwas Unkontrolliertes war und er nicht wusste, was danach geschah. Das wusste er nie. Er fühlte sich so gut dabei. Und in der nächsten Sekunde stieß er dann vielleicht den lauten Schrei eines Hahns aus.

Diesmal nickte er stattdessen zehnmal schnell hintereinander.

»Ich habe mich verliebt.«

»Ich weiß«, sagte seine Mutter.

»Was heißt das?«, fragte der Vater.

»Das heißt, dass Thomas sich verliebt hat«, sagte die Mutter und schickte ein geduldiges Lächeln über den Tisch zu ihrem Mann.

»Morgen treffe ich sie. Wir treffen uns im Café Winter.«

»Das ist ja großartig!«, rief der Vater. »Das ist doch das

erste Mal, dass du dich mit jemandem triffst, seitdem du aus der Klinik entlassen worden bist, richtig, Renate?«

»Er hat den Mut gehabt, Lara zu besuchen und sie zu fragen, ob er sie zu einem Kaffee einladen darf.«

»Tatsächlich?«, fragte der Vater mit hochgezogenen Augenbrauen und einem belustigten Gesichtsausdruck. »Ist sie hübsch?«

Thomas antwortete nicht gleich.

»Wie viele Flugzeuge verunglücken im Jahr weltweit, was meinst du, Papa?«

Thomas war ein großer Junge, sehr schlank. Fast dürr. Er hatte lange Arme und lange Beine, was seiner Erscheinung etwas Ungewöhnliches verlieh. Wie sein Vater hatte er dunkle Haare und eine hakenförmige Nase, die sein Gesicht beherrschte und die Augen klein erscheinen ließ. Er ging leicht gebeugt, und so saß er jetzt auch am Tisch. Aufmerksam schaute er zu seinem Vater.

»Ach so, wegen Köln/Bonn, wegen der defekten Maschine. Ich habe mal irgendwo gelesen, dass im Schnitt weltweit vier Passagierflugzeuge im Jahr abstürzen.«

»Aha«, sagte Thomas, »das ist sehr interessant.« Er entspannte sich und schloss die Augen. Seine Hände fühlten sich gut an. Der Kopf war ganz ruhig. Er schaute seine Mutter an, die ihm lächelnd über den Kopf strich. »Du faules Miststück, verpiss dich doch. Du blöde Nutte.«

Sein Vater und seine Mutter schauten ihn an. Seine Mutter zog die Hand langsam weg. Und Thomas stieß einen lauten Kikerikischrei aus.

Der Vater fragte die Mutter, als ob Thomas nicht im Raum wäre: »Bist du dir wirklich sicher, dass er seine Medikamente jeden Morgen nimmt?«

Am nächsten Tag war Thomas schon um halb drei an

der Litfaßsäule vor dem Café Winter. Er hatte nur vier Schulstunden gehabt, Mathematik, Geografie und Sport. Sportunterricht war das Beste, was ihm passieren konnte. Er war guter Laune gewesen, die anderen waren ihm kaum auf die Nerven gegangen mit ihren ewigen, immer gleichen Scherzen, mit denen sie sich neckten. Und sie hatten ihn in Ruhe gelassen, und sogar sein ungebetener Spitzname »Vince« war nur zweimal gefallen. Thomas verdankte ihn der Hauptfigur des Spielfilms »Vincent will Meer«, die wie er an einem Tourettesyndrom litt. Er hatte sich den Film nie anschauen können. Seine Eltern fanden ihn übertrieben und völlig an der Wirklichkeit vorbei gemacht. Seine Klassenkameraden fanden, dass Thomas genauso durchgeknallt war dieser Vincent aus dem Film. Seitdem war er nur der Vince.

Thomas wartete an der Litfaßsäule und versuchte so entspannt wie möglich zu sein. Er machte Atemübungen, um an etwas anderes als an Lara zu denken, um sich auf irgendetwas anderes als auf reizende blonde Mädchen zu konzentrieren, und fühlte, wie sein Atem gleichmäßig und ohne jede Anstrengung bis in seinen Rücken floss, wie Wasser, das man nicht trank, sondern aus der Luft aufnahm. Entspannungsübungen aus der Klinik. Man ließ den Atem einfach fließen.

Da war sie. Sogar fünf Minuten zu früh. Sie trug einen Kurzmantel, einen Minirock und schwarze Leggins mit schwarzen Stiefeln. Sie sah umwerfend sexy aus. Er merkte, wie sein Herz wieder wie wild zu hüpfen begann. Er konnte noch immer nicht fassen, dass er den Mut aufgebracht hatte, ein Mädchen aus seiner Klasse zu fragen, ob sie sich mit ihm treffen wollte. Denn er war der größte Außenseiter, den nicht nur seine Klasse, sondern seine ganze Schule aufzubieten hatte.

Sie kam sofort auf ihn zu, aber ihm fiel gleich auf, dass ihre Schritte vorsichtig und langsam waren. Sie lächelte, aber es war das Thomas-Lächeln, als wüsste sie, dass gleich etwas passieren würde, für das sie dieses Lächeln brauchen würde. Er strahlte sie an und hatte das Gefühl, der Boden würde schwanken, als seien sie beide Kleist-figuren im »Erdbeben von Chili«.

»Hallo, Thomas«, sagte Lara und streckte ihm auf ihre energische Art die Hand entgegen.

»Hallo«, antwortete Thomas und schaute auf die Hand. Dann fiel ihm ein, dass er seine Hände, wie er es oft zu tun pflegte, in den Hosentaschen in Sicherheit gebracht hatte. Umständlich kramte er seine rechte Hand aus seiner Lieblingsjeans nach draußen.

»Du lässt dir ja gut Zeit, bis du einem die Hand gibst«, sagte Lara. Sie lachte ihn an. »Wie geht's dir?«

»Gut«, sagte Thomas. »Und dir?«

»Ganz gut. Nein, sehr gut.« Sie standen sich gegen-über und betrachteten sich gegenseitig. »Sag mal, brauchst du meine Hand noch, oder kann ich sie heute noch wie-derbekommen? Ich trinke nämlich mit rechts meinen Latte macchiato.« Jetzt grinste sie ihn voll an. »Und du brauchst deine Rechte, um das Geld aus dem Portemon-naie zu ziehen, oder nicht?«

»Oh, Entschuldigung!«, rief Thomas und zog seine Hand zurück. Prompt wusste er nicht, wohin mit ihr, und sie schraubte sich ruckweise nach oben, bis sie auf Höhe seines Kopfes eine Weile herumflatterte und dann wieder ruckweise nach unten sank.

»Breakdance, hm?«, fragte Lara.

»Was?«, fragte Thomas erschrocken. Er merkte, wie seine Linke gerade auf der anderen Seite begann, das gleiche Spektakel zu veranstalten. »Ach so, Breakdance, klar. Ja, irgendwie schon. Aber ich bin noch nicht richtig gut.« Er lachte und merkte, wie sich seine Augen rollten und drehten, als sei er von 100 Feinden umzingelt und müsste überallhin gleichzeitig schauen.

»Du willst das bestimmt auch noch gleichzeitig mit den Füßen machen. Und mit den Zehen. Und den Augen. Und den Haaren.«

»Und den Lungenflügelspitzen!«, setzte Thomas noch einen drauf. Und beide bogen sich vor Lachen.

Lara machte eine Bewegung hin zu dem Café, das in ihrem Rücken lag.

»Wollen wir?«

»Gern«, sagte Thomas. Er sah sie von der Seite an, wie sie zielstrebig und munter, voller Optimismus, auf den Eingang zuging. Leicht gebeugt lief er einen halben Schritt hinter ihr her. Er fühlte sich wunderbar. Er wusste nicht, wann er sich jemals so gefühlt hatte.

Und er wusste nicht, warum er das fragte, aber er merkte, dass seine Hände wieder diesen irren Tanz aufführten. »Warum bist du so nett zu mir, Lara?« Es war eine Frage, die ihm eigentlich schon nicht mehr gefiel, als er sie aussprach. Und ein paar Sekunden später wusste er auch, warum das so war.

Kurz vor dem zweigeteilten braunen Vorhang, der bei offener Tür die kalte Luft aus dem Café Winter aussperrte, blieb sie stehen und sah ihm gerade ins Gesicht. Thomas nickte, und dann hörte er erst mal nicht mehr auf zu nicken. Er nickte wie ein Pendel, das ordentlich Schwung aufgenommen hatte.

»Der Sohn meiner Tante, also mein Cousin, hat die gleiche Krankheit wie du. Nicht ganz so schlimm, aber schlimm genug. Und, na ja, ich weiß, wie furchtbar das alles für dich sein muss.«

Sie sah ihn an und sah in seinem Gesicht einen Schmerz auftauchen. Wie ein Riss, den man plötzlich auf einer alten Vase entdeckt, der immer schon da war, den man aber nie wahrgenommen hat.

»Alles in Ordnung, Thomas? Wollen wir nicht erst mal hineingehen und da weiterreden?« Sie hob ihre energische kleine Hand und ergriff den Ärmel seiner weißen Jeansjacke. Thomas versteifte sich, als er diese mütterliche, zupackende Hand an seinem Arm spürte. Er ging nicht weiter, und Lara zog ein bisschen an der Jacke. Nur ein bisschen, aber vielleicht ein bisschen ungeduldig.

»Soll das etwa heißen, du bist nur aus Mitleid mit mir hier?«

»Nein«, sagte Lara und griff noch etwas fester zu. »Das soll nur heißen, dass ich einen Menschen kenne, der ähnliche Erfahrungen macht wie du. Und ich glaube, deswegen bin ich jemand, der weniger Berührungsängste hat mit ...« Sie stockte, sah, wie Thomas' Augen hin und her rollten, und biss sich auf die Lippen.

»Mit so irren Typen wie mir haben? War es das, was du sagen wolltest?« Thomas' Kopf kreiste unberechenbar auf seinen Schultern hin und her. Links, rechts, links, rechts. Lara sah ihn besorgt an.

»Komm«, sagte sie.

Thomas hob den Kopf und stieß ein mächtiges Kikeriki aus. Dann ging er in die Hocke und hüpfte wie ein riesiges Känguru mit zu langen Armen davon. So endete das Rendezvous von Thomas und Lara, die nichts anderes im Sinn gehabt hatte, als nett zu ihm zu sein, und ihm ein letztes Thomas-Lächeln schenkte, bevor sie, so schnell sie ihre Füße trugen, nach Hause lief.

Begegnung mit Thomas

Als es zu der heftigen Szene vor dem Café Winter kommt, kenne ich den 16-jährigen Thomas bereits mehrere Jahre. Kurz vor dem Übertritt aufs Gymnasium stellte seine etwas besorgte Mutter den 10-Jährigen zum ersten Mal in unserer Klinikambulanz vor. Das hatte ihr der Kinderarzt geraten, der Thomas schon von klein auf betreut. An ihn hatten sich die Eltern zuerst gewandt, weil ihnen damals schon über ein halbes Jahr lang eigenartige Bewegungsmuster ihres Sohnes aufgefallen waren.

Angefangen habe alles wieder mit einem Augenblinzeln, das bei Thomas schon einmal im Alter von sieben vorübergehend aufgetreten und nach ein paar Wochen wieder verschwunden sei, wie sich die Mutter später bei mir erinnerte. Dieses gelegentliche Augenblinzeln habe sich bei dem 10-Jährigen nun erneut eingestellt und zu einem ruckartigen Stirnrunzeln ausgeweitet. Manchmal zucke Thomas auch unwillkürlich mit der linken Schulter, ohne sich selbst dieser blitzartigen Abläufe bewusst zu sein. Zunächst taten die Eltern diese motorischen Phänomene als Marotten ab. Dann vermuteten sie einen ursächlichen Zusammenhang mit der aktuellen Situation ihres Sohnes. Denn der geplante Wechsel aufs Gymnasium war für das Kind keineswegs eine Selbstverständlichkeit. Das wussten die Eltern, und das spürte auch Thomas, der sich damals kaum für die Schule, sondern viel mehr für seine Freunde interessierte, mit denen er nachmittags am liebsten draußen unterwegs war. Wenn also die Hausaufgaben wieder einmal nicht erledigt waren, gab es Spannungen zu Hause, die beim Kind wiederum viel Druck erzeugten. Eine Anspannung, die sich womöglich in »nervösen« Zuckungen bemerkbar machte, mutmaßten die Eltern.

Die bei ihrem Sohn schlagartig einschießenden, aber noch relativ diskret anmutenden Muskelbewegungen im Gesicht und im Schulterbereich ließen sich leicht als motorische Tics identifizieren. Im Rahmen der neuropsychiatrischen Diagnostik erfuhr ich von einem unauffälligen Schwangerschafts- und Geburtsverlauf. Auch in der bisherigen Kindheit von Thomas gab es keine bedeutenden Erkrankungen. Ebenso fanden sich keine Anhaltspunkte für durch Streptokokken hervorgerufene Infektionskrankheiten wie Scharlach oder Mittelohrentzündung, die in seltenen Fällen eine Ticstörung auslösen können. Und auch das EEG (Elektroenzephalogramm), mit dessen Hilfe sich eine zerebrale Anfallsbereitschaft nachweisen lässt, war völlig unauffällig. Der 10-jährige Thomas, ein gut gelaunter, lebhafter, etwas vorlauter Bub, schien zum damaligen Zeitpunkt unter seinen Ticerscheinungen, die vereinzelt auch bei mir in der Sprechstunde beobachtbar waren, überhaupt nicht zu leiden. Es wirkte auf mich, als ob er sie selbst noch gar nicht richtig registriert hätte.

In einem ausführlichen Gespräch konnte ich seinerzeit die Eltern etwas beruhigen und über das Störungsbild aufklären: Tics sind bei Kindern ein relativ häufiges Phänomen und haben in der Regel eine gute Prognose. Ursächlich haben eine genetische Veranlagung und möglicherweise auch äußere Stressfaktoren einen die Symptome fördernden Einfluss. Ich riet den Eltern, die Tics zwar weiter zu beobachten, sie im Augenblick aber nicht überzubewerten und auch nicht gegenüber Thomas ständig zu thematisieren.

Knapp drei Jahre später – Thomas besuchte inzwischen die siebte Klasse des Gymnasiums – meldeten sich seine Eltern wieder bei mir. Nachdem ich etwa ein halbes Jahr nach unserem ersten Kontakt telefonisch von einer deutlichen Besserung seiner Gesichts- und Schultertics und einer guten Eingewöhnung in der neuen Schule erfahren hatte, hatte ich länger nichts mehr gehört. Jetzt aber war es bei Thomas, mittlerweile 13 Jahre alt, während der letzten Monate offenbar zu einem Rückfall gekommen.

Unübersehbar und seit einiger Zeit auch unüberhörbar war Thomas' Ticsymptomatik bei unserem zweiten Zusammentreffen. Äußerlich sichtbar angespannt, gedrückt und den Blick zum Boden gesenkt, schlich er förmlich hinter seiner Mutter her in mein Sprechzimmer. Schon kurz nachdem er auf der Couch Platz genommen hatte, sprangen mir nun viel eindrücklicher und ausgeprägter als vor drei Jahren seine Tics ins Auge, während mir die Mutter vom zwischenzeitlichen Verlauf seiner Störung berichtete: Nach einer »guten« Phase von ungefähr zwei Jahren hätten sich seine nur noch sehr gering beziehungsweise überhaupt nicht mehr vorhandenen motorischen Ticsymptome langsam wieder verstärkt und verändert: ein plötzliches Rollen mit den Augen, ein Zucken mit den Händen, das unmittelbar nach einer abrupten Schulterhebung erfolgt. Und schließlich – das war das Neue und besonders Irritierende an seiner aktuellen Symptomatik: Völlig unvermittelt stieß Thomas geradezu salvenartig, einmal leise und unterdrückt, ein andermal hemmungslos laut, seltsame Grunz- und Krählaute aus. Diese vokalen Tics wurden von seinen mehr genervten als belustigten Klassenkameraden als »Hahnenschrei« interpretiert, vor allem, weil Thomas währenddessen kurz auf den Boden stampfte und krampfhaft mit seinen Händen wedelte, als wären sie kleine, ungeschickte Flügel, die keinen Rhythmus fanden. Glücklicherweise ereigneten sich diese Ausbrüche überwiegend zu Hause. Irgendwie gelinge es ihm, so erzählte mir Thomas, sie in der Schule »durch Selbstbeherrschung« zu unterdrücken. Die wenigen Male, die es bisher doch passiert sei, hätten aber ausgereicht, ihn in seiner Klasse zum Gespött zu machen.

Diese spezielle Ticstörung, die wir bei Thomas im Alter von 13 Jahren diagnostizieren, nennt man Tourettesyndrom. Sie ist benannt nach dem berühmten französischen Neurologen Georges Gilles de la Tourette, der vor 130 Jahren mehrere Fälle von Ticpatienten beschrieb, bei denen eine Kombination von motorischen und vokalen beziehungsweise phonetischen Tics auftrat. Unter Letzteren versteht man unwillkürliche einfache Lautbildungen wie zum Beispiel Räuspern, Grunzen und Zischen oder auch komplexere Äußerungen wie das unbeabsichtigte Ausstoßen von Begriffen oder ganzen Sätzen, die oft Kraftausdrücke und Obszönitäten beinhalten.

Anders als ursprünglich erwartet und erhofft hatten sich also Thomas' Tics im zurückliegenden Jahr zu einer ausgeprägten Erkrankung entwickelt, die den Jugendlichen selbst schwer beeinträchtigte, aber auch seine Umgebung, seine Familie und seinen Bekanntenkreis nachhaltig negativ beeinflusste. Wie im Gespräch deutlich wurde, war er in seiner Schulklasse mittlerweile zum Außenseiter geworden, zum lästigen Störenfried, der, wie ihm auch einige Lehrer unterstellten, mit seinen »Kaspereien« angeblich nur provozieren und damit die Aufmerksamkeit auf sich ziehen wollte. Auch zu Hause, wo Thomas' Symptomatik phasenweise besonders stark auftrat, begegneten ihm seine Eltern mit gemischten Gefühlen. Obwohl über die Natur der Tics längst aufgeklärt, fühlte sich vor allem der Vater von den eigenartigen Verhaltensweisen seines Sohnes gelegentlich in seiner Rolle nicht ernst genommen, ja sogar persönlich angegriffen. Der 13-jährige Thomas sei nämlich in letzter Zeit, wie mir die Mutter berichtete, aus ganz verschiedenen Anlässen immer wieder mit dem Vater in Streit geraten. Auf die Tics reagiere ihr leicht reizbarer Mann, wie sie sagte, oft kritisch und mit abwertenden Kommentaren. Aus diesen Konfliktsituationen resultierten dann wiederum auch Spannungen zwischen den Eltern, die das Familienklima zusätzlich belasteten. Bei ihr selbst überwogen meistens Verständnis und Mitleid, was von Thomas wiederum oft als Abwertung seiner Person aufgefasst werde.

Ohne Zweifel war jetzt eine therapeutische Intervention auf mehreren Ebenen unumgänglich. Es gibt Hinweise dafür, dass bei chronischen Ticerkrankungen Fehlfunktionen bestimmter Neurotransmitter (chemische Botenstoffe wie zum Beispiel Dopamin, die eine Erregung im Zentralnervensystem weiterleiten) bei der Regulierung von Hemmungs-Enthemmungs-Abläufen in speziellen Hirnregionen eine Rolle spielen. Damit könnte auch zusammenhängen, dass bestimmte Psychopharmaka über eine Einwirkung auf diese Mechanismen Ticsymptome vermindern können. Ein solches Medikament, Tiaprid, schlug ich jetzt für Thomas vor. Außerdem bat ich einen besonders erfahrenen Verhaltenstherapeuten unserer Ambulanz um Unterstützung bei der Behandlung. Mit ihm sollte Thomas zum einen Entspannungstechniken, etwa progressive Muskelrelaxation (PMR) nach Jacobson, einüben. Zum anderen geht es bei einer Verhaltenstherapie zur Reduzierung von Tics um das Erlernen von Selbstwahrnehmungsstrategien, mit deren Hilfe der Patient Auslösesituationen und ein manchmal vorhandenes sogenanntes »Vorgefühl« besser erkennen und gezielte Maßnahmen, wie bewusste Gegenbewegungen, ergreifen kann (Habit-Reversal-Training, HRT).

Uns war bewusst, dass dieser therapeutische Plan ein hohes Maß an Kooperationsbereitschaft von Thomas erforderte. Um diese zu erreichen, war darüber hinaus auch eine engmaschige ambulante Führung und Begleitung erforderlich. Deshalb traf ich mich in regelmäßigen Abständen mit Thomas, immer wieder auch im Beisein seiner Eltern, zu psychotherapeutischen Gesprächen. Wir befassten uns mit seinem angeschlagenen Selbstwertgefühl, seinen Ängsten, seinen Konflikten zu Hause und in der Schule. Aber wir thematisierten ebenso seine vorhandenen Stärken und seine berechtigten Hoffnungen auf eine Symptombesserung. In Absprache mit der Familie führte ich auch mehrere Telefonate mit zwei sehr aufgeschlossenen Lehrern seines Gymnasiums, um sie über die Problematik ihres Schülers Thomas aus psychiatrischer Sicht aufzuklären.

Die nächsten drei Jahre bis zu dem denkwürdigen Date mit Lara verliefen für Thomas mit allen Höhen und Tiefen. Im ersten halben Jahr nach dem Behandlungsbeginn erschien er immer nur kurzfristig motiviert, regelmäßig an den angebotenen Therapien teilzunehmen. Es gelang mir aber immerhin, zu Thomas einen Kontakt aufzubauen und mit der Zeit Vertrauen herzustellen. Dabei fiel mir vor allem auf, wie sehr er nicht nur – ohne es richtig wahrhaben zu wollen – unter den ihn so stigmatisierenden Tics litt, sondern auch unter einer zumindest subjektiv empfundenen starken Ablehnung durch seinen Vater. Während Thomas die verhaltenstherapeutischen Übungen zu diesem Zeitpunkt noch als zu aufwendig empfand, nahm er die verordneten Medikamente zuverlässig ein.

Und tatsächlich kam es bald zu einer erneuten Stabilisierung der Ticsymptomatik. Waren es nun die psychotherapeutischen Bemühungen, die Medikamente oder einfach der Spontanverlauf? Oft ist es schwierig, rückblickend bei einem Patienten den Effekt einzelner Behandlungsmaßnahmen eindeutig zu bewerten. Gerade bei Ticerkrankungen sprechen wir von einem »Kommen und Gehen« der Symptomatik, womit nicht nur eine Veränderung des Schweregrades, sondern auch der Gestaltwandel der einzelnen Ticformen gemeint ist. So wie die Tics hatten sich in der Zwischenzeit erfreulicherweise auch die Spannungen in der Familie etwas gelegt. Und Thomas hatte in seiner Klasse, in der man über seine Erkrankung jetzt Bescheid wusste, wenn auch nur am Rande, seinen Platz gefunden, kam leistungsmäßig erstaunlich gut über die Runden und traf sich nachmittags auch manchmal mit Freunden.

Alles schien einigermaßen im Lot, bis der inzwischen 15-jährige Thomas ohne erkennbare äußere Anlässe oder Veränderungen in seinem Umfeld wieder gehäuft mit den Beinen stampfend seinen Hahnenschrei ausstieß. Und er entwickelte ein zusätzliches Symptom: Mit gepresster Stimme schrie er unvermittelt im Kommandostil völlig unpassende Wörter oder kurze Sätze wie »Scheißfotze« oder »Fick dich, blöde Sau« heraus. Dabei wirkte er wie ferngesteuert und unmittelbar darauf fast genauso erschrocken und peinlich berührt wie seine Zuhörer. Da es nicht gelang, die erneute kritische Zuspitzung seiner Touretteerkrankung ambulant in den Griff zu bekommen, und auch weil Thomas in ein bedenkliches Stimmungsloch fiel, empfahl ich kurzfristig eine stationäre Aufnahme.

Acht Wochen blieb Thomas, zunächst etwas ablehnend, aber nach einigen Tagen deutlich entlastet und erleichtert, auf unserer offen geführten Jugendlichenstation im Münchner Heckscher-Klinikum. Der Abstand zu seiner gewohnten Umgebung, in der sich seine Tics wieder verstärkt und er sich blamiert hatte, schien ihm fürs Erste gutzutun. Jetzt hatten wir im stationären Rahmen die Gelegenheit, in einem zweiten Anlauf das speziell auf Tics ausgerichtete verhaltenstherapeutische Programm nochmals zu starten und Thomas dafür noch konsequenter als beim ersten Mal zu motivieren und zu begleiten. Daneben wurde für ihn ein Behandlungsplan aufgestellt, zu dem außer Einzelgesprächen und Gruppenaktivitäten auch Sport- und Musiktherapie gehörten. Obwohl Thomas bisher niemals ein Instrument gespielt hatte, wirkte er schon nach wenigen Minuten am Schlagzeug besonders entspannt.

Im Einzelkontakt mit Thomas wurde mir damals schnell bewusst, welch große Bedeutung für ihn zu dieser Zeit Mädchen hatten. Die Themen »Verliebtsein« und »Sexualität« und vor allem seine eigene Attraktivität für das andere Geschlecht beschäftigten ihn mehr, als er selbst zugeben wollte. Nur seiner Mutter hatte er sich, wie er mir erzählte, diesbezüglich etwas näher anvertraut. Und es wurde deutlich, wie angstbesetzt diese Fragen für ihn waren. Ich versuchte vorsichtig, ihm die Gelegenheit zu geben, diese Ängste zu artikulieren. Und ich ermutigte ihn, trotz seines Handicaps auf Mädchen möglichst offen zuzugehen.

Verhältnismäßig schnell machte Thomas in der Klinik Fortschritte. Auch ein neues Medikament schien bei ihm neben den psychotherapeutischen Maßnahmen gut anzusprechen. Die Ticsymptomatik einschließlich der neuen vokalen Tics konnte abgemildert werden. Aufgrund des überbrückenden Unterrichts in der Klinikschule sprach auch nichts dagegen, den Patienten nach Entlassung wieder in seine ursprüngliche Klasse zu schicken, aus der er, was ihn besonders freute, während seines Aufenthaltes mehrmals Besuch erhielt.

Thomas hat mir in der ambulanten Therapie, in der er sich seit seiner Entlassung aus der Klinik wieder befindet, ein paar Tage nach seinem verpatzten Treffen mit Lara in allen Details von dem aufregenden Erlebnis berichtet. Er gestand mir seine große Sympathie für Lara, sprach von seiner Vorfreude auf die Begegnung mit ihr und auch davon, wie sehr beide noch gelacht hätten, kurz bevor ihm Lara dann ganz überraschend von ihrem Cousin erzählte, der ebenfalls an Tics leidet. Wir unterhielten uns über den Aspekt, dass man auch als Mensch mit einem Handicap das Mitgefühl eines anderen nicht als Geringschätzung deuten muss, sondern vielmehr als Zeichen einer ehrlichen Zuneigung annehmen kann. Ich versuchte Thomas auch klarzumachen, welchen Mut er bewiesen hatte, dieses erste Treffen mit Lara überhaupt zu organisieren – trotz seiner Erkrankung und der damit für ihn verbundenen Risiken. Trotz seines Tourettesyndroms, das ihm nun schon seit Jahren so sehr zu schaffen machte. Für das es aber eine Reihe wirksamer Therapiemethoden und Bewältigungsstrategien gibt. Und von dem man weiß, dass es zwar oft chronisch verläuft, aber im Lauf des Erwachsenwerdens meist wieder an Heftigkeit verliert und viele Betroffene nicht an einem sinnvollen und geglückten Leben hindert.

▶ ▶ Über Tics und das Tourettesyndrom

Bei den Ticstörungen (französisch *tic* = Zucken der Glieder) unterscheidet man motorische und beziehungsweise phonetische Erscheinungsbilder. Beide Arten können in einfacher oder komplexer Form auftreten. Beispiele für einfache motorische Tics sind unwillkürliche, rasch einschießende Bewegungen wie zum Beispiel Augenzwinkern, Kopfschütteln oder Schulterzucken, für komplexe motorische Tics etwa Aufstampfen, Hüpfen oder Klatschen. Gerade komplexe Tics können wie beabsichtigte Bewegungen wirken. Einfache vokale beziehungsweise phonetische Tics sind plötzlich ausgestoßene Geräusche wie Räuspern, Hüsteln, Quieken oder Schreie. Unter komplexen vokalen Tics versteht man zum Beispiel das unwillentliche Nachsprechen von Sätzen anderer oder das Ausrufen von obszönen Worten oder sozial inakzeptablen Redewendungen. Im Gegensatz zum vergleichsweise seltenen Tourettesyndrom sind im Kindesalter in Erscheinung tretende, meist einfache motorische Tics (zum Beispiel Blinzeltic) ein relativ verbreitetes Phänomen. Circa zehn Prozent aller Grundschulkinder sind betroffen, Buben viermal häufiger als Mädchen. Bei ihnen ist die Ticsymptomatik nur gering ausgeprägt, nicht beeinträchtigend und meist vorübergehender Natur. Sie dauert einige Wochen bis maximal ein Jahr. Vorübergehende Ticstörungen müssen in aller Regel nicht behandelt werden.

Unter Tourettesyndrom, benannt nach dem französischen Arzt Georges Gilles de la Tourette (1857–1904), versteht man das kombinierte Auftreten von mehreren motorischen und einem oder mehreren vokalen Tics. Es neigt zur Chronifizierung.

Ein Jugendlicher mit Tourettesyndrom …

- … zeigt mehrere motorische Tics und mindestens einen vokalen Tic; diese müssen nicht zur gleichen Zeit vorhanden sein
- … zeigt seine Ticsymptomatik, die oft anfallsmäßig in Serien auftritt, mindestens über ein Jahr
- … kann seine Tics oft für eine begrenzte Zeit unterdrücken, beispielsweise in der Schule, während diese dann wieder stärker auftreten, sobald er zu Hause ist
- … wird wegen seiner Symptomatik nicht selten sozial isoliert und kann unter einem hohen Leidensdruck stehen
- … zeigt mitunter eine stark schwankende Symptomatik, die sich in belastenden Situationen verstärken kann
- … leidet nicht selten an weiteren psychischen Störungen

Mögliche Ursachen

- Man geht von einer hohen genetischen Disposition aus; oft finden sich in der Familienanamnese Hinweise auf Ticstörungen
- Fehlfunktionen bestimmter Neurotransmittersysteme bei der Regulierung von Hemmungs-Enthemmungs-Abläufen in speziellen Hirnregionen können eine Rolle spielen
- Nichtgenetische Risikofaktoren wie Nikotinkonsum in der Schwangerschaft, Schwangerschaftskomplikationen, Frühgeburtlichkeit, Sauerstoffmangel bei der Geburt werden diskutiert

- In seltenen Fällen können durch Streptokokken hervorgerufene Infektionskrankheiten eine Ticstörung auslösen.

In der Therapie ...

- ... gilt die umfassende Aufklärung des gesamten Umfelds des Kindes beziehungsweise Jugendlichen als wesentlicher Therapiebaustein, um den Betroffenen vor Hänseleien, Unverständnis und eventuell sogar Bestrafung zu schützen; dazu gehören nicht nur die Aufklärung der Familie und Bezugspersonen, sondern auch Gespräche mit Lehrern und Mitschülern
- ... ist in Abhängigkeit vom Schweregrad der Tics und möglicherweise bestehender psychischer Begleitstörungen (ADHS, Depression, Angst- und Zwangsstörung) eine psychiatrisch-psychotherapeutische Betreuung im ambulanten oder stationären Setting angezeigt
- ... werden Entspannungstechniken eingeübt
- ... können mit speziellen verhaltenstherapeutischen Techniken Tics reduziert werden; dabei geht es um das Erlernen von Selbstwahrnehmungsstrategien, mit deren Hilfe Auslösesituationen besser erkannt und bewusste Gegenbewegungen ausgeführt werden können (Habit-Reversal-Therapie)
- ... werden mitunter auch Psychopharmaka verordnet

Chancen

Einfache Ticstörungen im Kindesalter haben meist eine gute Prognose. Manchmal können sie jedoch in ein Tourettesyndrom übergehen. Dieses kann unterschiedlich stark ausgeprägt sein, betroffene Patienten sind in ihrem Alltag phasenweise erheblich beeinträchtigt. Für das Tourettesyndrom stehen eine Reihe wirksamer Therapiemethoden und Bewältigungsstrategien zur Verfügung. Obwohl es sich um eine chronische Erkrankung handelt, verliert die Symptomatik im Lauf des Erwachsenwerdens oft an Heftigkeit und hindert viele betroffene Patienten nicht an einer positiven Lebensgestaltung.

Kalt und dunkel

Laura, 17. Depression

Liebe Carlotta,

von heute an werde ich dir jeden Tag in diesem Buch
schreiben. Weil ich glaube, dass du der einzige Mensch
auf der Welt bist, der mich verstehen kann. Mama weiß
nichts von mir, gar nichts. Sie denkt nur ans Trinken
und an Männer. Jessica ist noch viel zu klein, sie ist erst
acht. Papa ist tot. Und meine beste Freundin hört nicht
zu. Sie redet nur von sich. Sie ist lustig, weißt du. Aber
sie ist auch sehr schräg. Du müsstest mal ihre Frisur
sehen. Deshalb langweile ich mich nicht, wenn ich mit
ihr rumhänge. Aber wenn ich mal über mich spreche,
fängt Chrissie sofort an, von sich zu labern. Sie hat ganz
andere Probleme als ich. Sie versteht gar nichts.

Du kennst mich noch nicht, Carlotta, und du wunderst
dich bestimmt, dass ich dir schreibe. Aber du wirst
mich jetzt immer besser kennenlernen, und irgendwann
wirst du mich verstehen. So gut, wie ich dich jetzt schon
verstehe. Warum?, fragst du dich vielleicht. Und woher
ich dich überhaupt kenne?

Das ist eine ganz einfache Geschichte. Mama hat
wieder einen neuen Freund. Ich habe längst aufgehört,

ihre Männergeschichten zu zählen. Ich habe lange
darüber nachgedacht, wenn ich wieder nachts wach lag,
das musst du mir wirklich glauben, mir gefällt das Wort
»Freund« überhaupt nicht, wenn ich von Mamas
Männern rede. Aber ich will trotzdem kein anderes
Wort benutzen, weil alle anderen Worte nur eklig und
schmutzig sind, so eklig und schmutzig wie das, was
meine Mutter mit diesen Männern tut. Jeden Abend,
wenn sie wieder betrunken ist.

Aber ich wollte dir erzählen, was der neue Freund von
Mama getan hat. Hans heißt der. Er hat vorgestern
Abend eine DVD mitgebracht mit einem Film, der ihn
und Mama total gelangweilt hat. Er hat ihn gekauft,
weil er irgendwo gelesen hat, dass es der beste Film aller
Zeiten ist. Er hat mächtig angegeben damit, und Mama
und er haben mich dazugeholt, obwohl ich überhaupt
keine Lust hatte, bei ihnen zu sein, sie waren schon
angesäuselt vom Weinchen. Sie waren bester Stimmung,
wie Hans das immer nennt. »Vertigo – Aus dem Reich
der Toten« hieß der Film. Sei kein Trauerkloß, hat
Mama gerufen. Ich hasse dieses Wort.

Hans gibt immer an, dass er ein Filmkenner ist, weil
er ein paar Jahre in einer Videothek gearbeitet hat.
Jedenfalls war der Film von einem Amerikaner, der für
seine Krimis berühmt ist, er heißt wie ein berühmter
Orangensaft. Hitchcock. Ich fand den Film sehr unheimlich und sehr, sehr traurig. Aber ich mag traurige Filme,
in letzter Zeit immer lieber. Das macht mir manchmal
richtig Angst. Und in dem Film habe ich Bilder von dir
gesehen, von dir, von der schönen Carlotta, einmal hältst
du einen Blumenstrauß in der Hand und irgendwann
wirst du zur traurigen Carlotta. Dieses Bild von dir, wie
du traurig aufs Meer schaust, hat mir so gut gefallen.

Mama und Hans haben sich gestritten, während der
Film lief, weil sie sich gelangweilt haben, außerdem war
das Weinchen alle, und dann sind sie schimpfend in die
Kneipe gezogen, ohne sich weiter um mich und Jessica
zu kümmern. Ich habe den Film nicht zu Ende gesehen,
aber dieses Bild kann ich nicht mehr vergessen. Du hast
so schöne Haare auf diesem Bild, und dein Name klingt
so fein und so traurig. Und weil du ins Meer gesprungen
bist, glaube ich, dass du verstehst, wie ich mich manchmal fühle. So wie du, wenn du aufs Meer schaust.
Das Meer, in das du ganz allein gegangen bist, ins kalte,
dunkle Meer.

Ich möchte, dass wir Freundinnen werden, liebe
Carlotta. Mir ist egal, dass du nur in einem Film gelebt
hast. Du warst so allein und so traurig. Du verstehst
besser als jeder andere, wie ich mich fühle, dort, wo du
jetzt bist. Bis bald, liebe Carlotta. Ich melde mich
wieder.

18. Juli

Liebe Carlotta,

da bin ich wieder, wie ich es dir versprochen habe. Heute
habe ich sehr viel arbeiten müssen, weil Miriam und
Annabell gleichzeitig krank geworden sind. Der Chef
war sehr ungeduldig, und weil ich immer so rasch müde
werde und nicht die Schnellste bin, hat mich seine
Ungeduld furchtbar nervös gemacht. Er wollte, dass
ich schneller werde, dass ich den Kunden schneller die
Haare wasche. Stattdessen bin ich noch langsamer
geworden. Natürlich habe ich mich bei ihm entschuldigt, immer wieder. Aber ich konnte nicht schneller

arbeiten, und dann habe ich mich einmal einfach hingesetzt und angefangen zu weinen. Ich hatte gar keinen Grund. Ich fühlte mich nur so müde, und er ist immer wieder angelaufen gekommen und hat mich an den Schultern geschüttelt. Ich wollte doch nur ein bisschen weinen. Mein Chef ist noch jung, höchstens 30, und er fängt gleich an zu schreien, wenn er sich aufregt, von jetzt auf gleich. Schließlich durfte ich früher nach Hause gehen. Mama war noch nicht zu Hause. Irgendwie schafft sie es in letzter Zeit immer, arbeiten zu gehen. Jessica war schon da und hat gewartet. Ich habe ihr Spiegeleier mit Nudeln gemacht. Danach hat sie ihre Schulaufgaben gemacht. Und wir haben dann auf Mama gewartet, aber sie ist bis jetzt nicht nach Hause gekommen. Ich gehe jetzt ins Bett. Es ist noch früh, und ich werde bestimmt bald wieder aufwachen und nicht mehr einschlafen. Und darauf warten, dass Mama nach Hause kommt. Hoffentlich kommt sie allein. Aber ich bin so müde. Gute Nacht, Carlotta.

19. Juli

Liebe Carlotta,

Mama ist die ganze Nacht über weggeblieben. Zum Glück hatte ich mir den Wecker gestellt, sonst wäre Jessica nie pünktlich in die Schule gegangen. Wo ist Mama?, hat sie mich schon beim Aufstehen gefragt. Woher soll ich das denn wissen, Liebes?, habe ich ihr gesagt. Dann hat sie angefangen zu weinen. Ich habe ihr gesagt, dass sie aufhören soll zu heulen. Du blöde Kuh, habe ich gesagt. Und dann habe ich auch geweint. Wir haben uns in die Arme genommen, und irgend-

wann hat Jessica aufgehört zu weinen. Ich habe ihr
Geld gegeben, damit sie sich etwas zum Frühstücken
bei McDonald's kaufen kann. Sie ist doch schon groß,
findest du nicht? Ich hatte nämlich vergessen, Milch
einzukaufen und etwas Obst. Dabei gehört das zu
meinen wichtigsten Aufgaben, wie Mama immer sagt.
Ich habe mich den ganzen Tag geschämt, weil ich in
einem Magazin gelesen habe, dass regelmäßige Mahlzeiten für Kinder das Wichtigste sind. Sogar Mama
labert immer davon.
Die hat gut reden. Arbeitet im Supermarkt und
kauft selbst kaum was ein. Sie hat die neue Stelle jetzt
schon mehr als ein halbes Jahr. Vielleicht kannst du
mir erklären, wie sie das schafft, mit der Trinkerei jede
Nacht und den Männern, die alle Hans oder Peter
heißen.
Bei der Arbeit war der Chef sehr nett zu mir. Miriam
war wieder gesund. Sie hat mich ganz komisch angeschaut und an den Schultern gefasst. Ich mag es nicht,
wenn mich jemand anfasst, aber sie hat mich dabei sehr
nett angeschaut. Sie hat gesagt: Du musst dich zusam-
menreißen, Laura. Friseurinnen gibt's wie Sand am Meer.
Du bist erst im zweiten Lehrjahr. Der schmeißt dich
noch raus. Sie war ganz ernst. Ich glaube, dass sie mich
mag. Sie hat mal zu mir gesagt, dass ich viel mehr aus
meinem Typ machen könnte. Ich hätte ein sehr hübsches Gesicht. Warum ich denn bloß immer so viel
essen müsste. Sie ist die Netteste von allen.
Heute Abend hat Mama etwas richtig Gutes für uns
drei gekocht. Frikadellen mit Kartoffelbrei und Möhren.
Hans ist wieder auf Montage. Das heißt, sie wird ihn
jeden Abend anrufen und, wenn er nicht drangeht, total
sauer werden. Sie trinkt dann wieder, und irgendwann

geht sie einfach weg. Manchmal erst, wenn Jessica schon schläft. Manchmal schon vorher. Sie schert sich einen Dreck um uns.

Aber das Essen war sehr schön. Wenn sie nur nicht immer sagen würde: Trink doch auch mal ein Glas Wein. Du bist doch schon 17. In deinem Alter habe ich nicht ins Glas gespuckt. Dann isst du vielleicht auch nicht immer so viel. Das ist so gemein. Aber ich werde nie Alkohol trinken. Das schwöre ich dir.

Sie hat die ganze Zeit mit mir über Hans geredet, warum er ihr so oft auf die Nerven geht. Er möchte, dass wir alle bei ihm einziehen. Platz ist genug da. Er hat ein Haus in der Nähe von München, in irgendeinem Kaff. Dort hat er früher mit seiner Familie gelebt, bis die Frau mit den Kindern ausgezogen ist. Aber er trinkt ihr zu viel. Stell dir vor, das sagt sie wirklich über jemand anders, ausgerechnet eine lupenreine Alkoholikerin sagt das. Und sie hat mitbekommen, dass er sein Geld mit vollen Händen ausgibt. Er ist so haltlos, sagt sie immer. Er kann keine Familie versorgen. Das geht nicht gut. Aber dann hat sie wieder damit angefangen, was für ein guter Liebhaber er ist. Ich will das nicht hören. Im Bett sei er eine Granate. Sie kann nicht genug von ihm kriegen. Ob ich das verstehen würde? Die anderen, das wären nur Affären gewesen. Aber mit Hans sei das was anderes. Und ein lieber Kerl sei er auch. Wie ich ihn denn finden würde? Er schlägt dich manchmal, habe ich da gesagt. Vergisst du das eigentlich alles? Dazu sagt sie nichts. Sie starrt dann nur mit ihren Glasaugen in ihren Wein, als ob da irgendeine Antwort rumschwimmen würde. »Das meint er nicht so. Du magst Hans doch auch«, hat sie schließlich gesagt. »Das hast du letzte Woche selbst gesagt.«

Ich kriege Kopfschmerzen von diesen Gesprächen. Seit Tante Sophie nicht mehr mit ihr redet, ich meine, nur noch das Allernötigste, wenn Jessica bei ihr übernachtet, kommt sie mit jedem Scheiß zu mir.

Dann haben wir »Deutschland sucht den Superstar« zusammen geschaut, und sie ist auf dem Sofa eingeschlafen. Ich bin sehr traurig, Carlotta. Sie hat von diesen Mädchen im Fernsehen gesprochen, als wären sie sonst was Großartiges, nur weil sie so dünn sind. Ich bin so traurig, Carlotta. Ich lache gar nicht mehr. Und heute Abend ist mir wieder von ganz tief innen so kalt, als ob ich in einem dunklen Raum leben würde, in dem ich ganz allein bin. Ich habe schreckliche Angst, wenn ich das fühle. Hilf mir bitte, Carlotta. Gute Nacht.

PS. Schläft man eigentlich dort, wo du jetzt bist? Oder hat man immer die Augen auf, wenn es Nacht wird? Zombies sollen ja mit offenen Augen schlafen. Ich bin auch so ein Zombie. Wie in diesen idiotischen Filmen. Heute brauche ich nicht zu warten, Mama schnarcht auf dem Sofa. Aber das ist 100-mal besser als ihr Geächze und Gestöhne, wenn sie mit ihren geilen Böcken besoffen rumrammelt. Jessica macht das Angst. Mich macht es nur noch sauer.

Gute Nacht.

Liebe Carlotta,

deinen Namen finde ich übrigens sehr schön. Er klingt so romantisch. Waren zu deiner Zeit Sonntage auch so langweilig wie heute? Sonntage sind wirklich die Pest. Mama ist entweder bis nachmittags nicht ansprechbar, wenn sie überhaupt wach ist, und Jessica langweilt sich zu Tode. Ich muss dann das Frühstück machen. Ich muss das Mittagessen machen. Ich muss Jessica in den Arsch treten, dass sie ihre Hausaufgaben macht. Das Einzige, was ich gerne lese, sind ihre Aufsätze. Deutsch war immer mein Lieblingsfach. Langweile ich dich? Jessica langweilt mich nie mit ihren Geschichten. Aber ich wollte dir etwas anderes erzählen. Ich war heute bei Chrissie. Und sie hat mir ihre Narben vom Ritzen gezeigt. Ich wollte das gar nicht sehen. Aber wenn wir im Park sind, und sie raucht Kette und hat sich einen Wein von ihrem Vater besorgt, dann zieht sie irgendwann eines ihrer dämlichen Markensweatshirts hoch und zeigt mir ganz stolz ihre Narben vom Ritzen. Ich will das nicht sehen. Sie will dann meine sehen. Aber ich mache das nicht mehr, seitdem ich mit dir so eng befreundet bin. Schlaf gut, Carlotta. Jessica ist ein bisschen krank, und ich lasse die Tür auf, damit ich sie hören kann. Mama ist vor zwei Stunden weggegangen, obwohl Hans noch auf Montage ist. Morgen ist Berufsschule. Ich habe null Bock darauf. Verstehst du das?

21. Juli

Liebe Carlotta,

stell dir vor, heute hat den ganzen Tag die Sonne geschienen. Eigentlich sah der Himmel schön aus. Er war total blau. Zumindest der Teil, den ich von meinem Bett aus sehen konnte. Aber auch wenn der Himmel vor meinem Dachfester ganz blau war und ich an die Sonne denken musste, die am Himmel stand, war mir so kalt. Ich musste den ganzen Tag im Bett bleiben, ich

konnte nicht aufstehen. Ich wäre ja gerne. Aber mir war
wieder so kalt. Du weißt, was ich meine. Das passiert
mir jetzt immer öfter.

Ich habe nicht gezittert, meine Hände waren nicht
kalt. Aber ich habe mich innerlich kalt wie der Nordpol
angefühlt. Als ob ein kalter Wind durch mich durch-
wehte. Ich habe wieder so Angst bekommen. Je länger
ich zum Fenster gesehen habe, desto heller wurde das
Blau des Himmels, bis es wie ein bläulich schimmerndes
Weiß aussah. Klingt das dumm? Ein weißes Blau, dabei
war doch nicht eine Wolke am Himmel zu sehen. Aber
es war wirklich so. Verstehst du, was ich meine? Du
verstehst mich. Je länger ich zum Himmel geschaut
habe, desto kälter wurde mir, und ich musste mich ganz
zudecken. Jessica hat heute bei Tante Sophie übernachtet. Es gab also keinen Grund für mich aufzustehen.
Du bist sehr lieb, liebe Carlotta, dass du mich jetzt nicht
nach der Berufsschule fragst. Denn du weißt ja schon
lange, dass die Berufsschule kein Grund für mich ist
aufzustehen. Ich konnte mich nicht bewegen. Abends
kam Mama von der Arbeit und hat gefragt, wo Jessica
ist. Ich habe gesagt, sie ist bei Tante Sophie, und das
wüsste sie doch. Warum sie das fragt? Sie hat mich mit
ihren Glasaugen angeguckt, die sie immer hat, wenn
sie trinkt. Warst du den ganzen Tag im Bett?, hat sie
gefragt. Ja, habe ich gesagt. Sie hat den Kopf geschüttelt.
Aber sie hat nichts gesagt und ist weggegangen. Wohin,
hat sie nicht gesagt. Bestimmt in die Kneipe. Ich bin
so stolz, dass ich dir geschrieben habe. Ich schlafe jetzt,
ich bin so müde. Gute Nacht, Carlotta.

Liebe Carlotta,

ich bin sehr stolz auf mich. Stell dir vor, heute bin ich
aufgestanden. Jessica ist wieder da. Und ich musste sie
aufwecken und ihr das Frühstück machen. Sie ist ja
noch so klein und hilflos. Sie ist natürlich auch schlau
und böse, weil sie weiß, dass sie mich ärgert, wenn sie
nicht aufsteht. Sie ist eine kleine Hexe, aber ich kann ihr
eben nicht wirklich böse sein. Aber Mama hat noch
geschlafen, und ich habe sie nicht wach bekommen. Sie
hatte einen freien Tag. Ich habe ihr gesagt: Du musst
aufstehen, Mama, hörst du mich nicht? Jessica muss in
die Schule. Jessica ist wieder da. Aber sie hat nur irgendwas gemurmelt und geröchelt, so wie sie das immer tut,
wenn sie sich abgeschossen hat, das ganze Zimmer hat
nach Schnaps gerochen. Du weißt, was »abgeschossen«
heißt, nicht wahr, Carlotta? Ich kann es dir aber auch
gern bei Gelegenheit erklären. Ich war dann bei der
Arbeit. Aber ich konnte mich nicht konzentrieren. Ich
konnte auch nicht zuhören, wenn der Chef etwas zu
mir gesagt hat. Und heute habe ich kleine Schnitte in
meine Arme gemacht. Es tat überhaupt nicht weh. Und
es ging mir dann besser. Kannst du mir verzeihen,
Carlotta? Ich mache mein Bett auch nicht schmutzig,
damit Jessica keine Angst bekommt, wenn sie das Blut
sieht. Gute Nacht.

Liebe Carlotta,

es geht mir nicht gut. Ich habe Angst, weil mir so kalt ist und ich mich so dunkel fühle. Wenn ich dich doch nur besuchen könnte. Wir würden uns bestimmt verstehen. Ich habe so Angst, Carlotta.

Liebe Carlotta,

27. Juli

Jessica ist seit fünf Tagen wieder bei Tante Sophie. Ich bin nicht mehr zum Friseursalon gegangen. Ich kann einfach nicht aufstehen. Mama schreit mich an. Sie beschimpft mich. Sie nennt mich ein faules fettes Schwein. Aber sie ist ja kaum da. Hans ist zurück. Ich schlafe jetzt gar nicht mehr. Vielleicht weil ich nicht mehr aufstehe. Aber ich schaffe es nicht. Es ist so kalt draußen, auch wenn die Sonne scheint. Du antwortest mir nie. Du bist gemein zu mir.

28. Juli

Liebe Carlotta, verzeih mir bitte.

Deine Laura.

Liebe Carlotta,

heute werden wir uns kennenlernen. Ich will keine
Angst mehr haben. Ich will nicht mehr allein sein in
dem kalten Raum, den keiner außer mir kennt, es ist so
kalt in mir, so leer und so traurig. Ich weiß, wir werden
uns gut verstehen, weil du das Gleiche getan hast wie
ich. Du hast den gleichen Mut gehabt wie ich. Ich
werde gleich in die Badewanne steigen, so wie du in das
kalte Meer gestiegen bist. So mutig wie du bin ich nicht.
Ich werde mich zum ersten Mal richtig schneiden.
Keine halben Sachen wie Chrissie. Ich weiß genau, mir
wird nicht mehr kalt sein, weil mein kaltes Blut aus mir
fließt. Und ich werde mich endlich wieder hell fühlen.
Ich freue mich auf dich, Carlotta. Jessica tut mir so leid,
aber bei Tante Sophie wird es ihr gut gehen. Das weiß
ich.

Nur du sollst wissen, was ich jetzt tue. Gut, dass ich
dir das sagen kann.

Gute Nacht, Carlotta, bis gleich im Meer.

Begegnung mit Laura

Als Lauras Mutter am späten Abend des 29. Juli 2013
alkoholisiert und müde nach Hause kommt, fallen ihr
erst auf den zweiten Blick die Blutspuren im Flur auf, die
vom Bad zur Zimmertür ihrer älteren Tochter führen. Sie
findet Laura wimmernd in ihrem Bett. Ihr linkes Handgelenk ist mit einem Handtuch umwickelt, das blutig
durchtränkt ist. Mit ihrer Mutter will oder kann Laura
jetzt nicht sprechen. Aufgeregt verständigt die Mutter

mithilfe einer herbeigerufenen Nachbarin den Notarzt. Der Arzt bringt das Mädchen sofort in ein chirurgisches Krankenhaus. Dort werden in der Nothilfe zwei tiefe, quer verlaufende Schnittwunden an der linken Handgelenksinnenseite chirurgisch versorgt. Laura gibt an, sich diese selbst zugefügt zu haben, weil sie nicht mehr leben wolle. Bei der körperlichen Untersuchung des etwas übergewichtigen Mädchens fallen dem Chirurgen außerdem an beiden Oberarmen und am Bauch oberflächliche Ritz- und Schnittwunden auf, die nicht abgeheilt sind. Noch in derselben Nacht wird Laura ins Heckscher-Klinikum verlegt.

Zwei Tage später treffe ich Laura bei der großen Visite auf einer der drei geschlossen geführten Akutstationen unserer Klinik zum ersten Mal. Rund um den Tisch im gemütlich eingerichteten Aufenthaltsraum haben sich die Oberärztin, der Stationsarzt, die Stationspsychologin, ein Mitarbeiter des Pflege- und Erziehungsdienstes und weitere Mitglieder des Therapeutenteams versammelt. Sie alle sind für die Behandlung der aktuell zwölf jungen Patienten auf Station zuständig, Mädchen und Jungen im Alter zwischen 13 und 17 Jahren. Einmal pro Woche wird jeder Patient in diese größere Runde gebeten. Neben den täglichen therapeutischen Einzelkontakten und unterschiedlichen Behandlungsformen in der Gruppe hat sich gerade dieses Visitensetting besonders bewährt. Hier kann das Stationsteam gemeinsam einen Jugendlichen in einem längeren Gespräch in entspannter Atmosphäre ausführlich zu Wort kommen lassen, sein Störungsbild und seine gegenwärtigen psychischen und sozialen Probleme genauer kennenlernen und ihn so in die Therapieplanung besser mit einbeziehen. Verständlicherweise fallen diese ungewohnten Rahmenbedingungen mit mehreren Erwachsenen manchen Jugendlichen vor allem am Anfang ihres Aufenthaltes etwas schwer. Wir sind aber der Auffassung, dass sich unsere jungen Patienten in dieser Konstellation sehr ernst genommen fühlen und sich leichter zu einer konstruktiven Mitarbeit an ihrer Behandlung bewegen lassen.

Laura ist ein hübsches, etwas dicklich wirkendes Mädchen, das älter als erst 17 erscheint. Bei der Kontaktaufnahme wirkt sie zurückhaltend und gehemmt. Hinter ihren langen, gepflegten, nach vorn fallenden Haaren verbirgt sie ihr blasses Gesicht, das einen niedergeschlagenen und angestrengten Ausdruck hat. Zunächst etwas stockend und verlegen berichtet sie von ihrer Situation. Offenbar geht es ihr in seelischer Hinsicht schon seit Langem schlecht. Ein Wendepunkt in ihrem Leben war vor vier Jahren der Tod ihres Vaters, der an den Folgen eines vermutlich selbst verschuldeten Autounfalls starb. Danach hat sich, so erzählt sie, das Leben ihrer Familie, der es aus ihrer Sicht vor diesem Ereignis gut ging, immer mehr verändert. Die Mutter musste aus finanziellen Gründen eine Stelle im Supermarkt annehmen, war wohl immer häufiger überlastet und hatte deshalb weniger Zeit für Laura und die kleine Jessica, die damals noch den Kindergarten besuchte. Irgendwann soll sie mit dem Alkoholtrinken begonnen haben, was sie anfangs vor ihren Töchtern zu verheimlichen versuchte.

Laura erinnert sich während unserer großen Visite an ihre starke Verzweiflung über den plötzlichen Tod des Vaters, als sie selbst erst 13 Jahre alt war. »Ich hatte damals eigentlich gar keine Zeit, richtig traurig zu sein, obwohl er mir wahnsinnig gefehlt hat. Ich habe gespürt, dass ich mich jetzt um meine Mutter kümmern muss und vor allem um Jessica. Aber ich konnte mit niemandem über meine Probleme reden.« Vielmehr soll Lauras Mutter, besonders wenn sie getrunken hatte, versucht haben, bei der älteren Tochter einseitig und zunehmend hemmungsloser ihr Herz auszuschütten und ihre Sorgen loszuwerden. Dieses aufdringliche und von Laura als lästig empfundene Verhalten der Mutter nahm weiter zu, als eineinhalb Jahre nach dem Unfalltod des Vaters eine Beziehung mit einem neuen Partner schon nach wenigen Wochen wieder in die Brüche ging. Danach steigerte die Mutter laut Laura ihren Alkoholkonsum weiter und verbarg ihn auch nicht mehr vor ihren Kindern, sondern zeigte sich den beiden immer häufiger in angetrunkener Verfassung. »Am nächsten Tag war sie dann richtig geknickt und hatte ein schlechtes Gewissen.« Später kam es dann auch zu einem Zerwürfnis zwischen der Mutter und deren Schwester Sophie, die ihr wegen ihrer Lebensweise Vorwürfe machte, sich aber zum Glück weiterhin um die vernachlässigte Jessica kümmerte, die sehr an ihrer Tante hängt. »Meine Mutter kann das Alleinsein einfach nicht aushalten. Sie gabelt ständig irgendwelche Typen auf und klammert sich an sie. Am liebsten an solche, die auch trinken. Die kommen dann zu uns nach Hause, bleiben über Nacht, und wir sollen die auch noch nett finden.« Laura wirkt bei ihrer zögerlichen, aber klaren Schilderung erstaunlich ruhig, wie unbeteiligt und fast regungslos. Sie schaut währenddessen niemanden von uns an, ihr Blick scheint irgendwo in der Ferne zu ruhen.

Wie es denn ihr selbst dabei gegangen sei, will ich jetzt von dem Mädchen erfahren. Sie habe das alles über längere Zeit schon irgendwie ausgehalten. »Ich hab meine Pflichten erfüllt«, meint sie. »Ich hab meinen Quali gemacht, mir dann ganz allein eine Lehrstelle beim Friseur gesucht, mich gleichzeitig um meine kleine Schwester gekümmert und dazu immer meine Mutter ausgehalten. Und ich hab mir so gewünscht, dass Mama wieder allein mit sich klarkommt.« Immer schlechter sei es Laura nach ihrer eigenen Schilderung so ungefähr im letzten halben Jahr gegangen. Sie habe sich immer kraftloser gefühlt, morgens sei sie nur ganz schwer aus dem Bett gekommen. Und auch im Friseurladen, wo sie sich eigentlich bisher im Großen und Ganzen wohlgefühlt habe, fehle ihr inzwischen jeder Schwung. Sie werde aus diesem Grund öfter von ihrem Chef kritisiert und von ihren Kolleginnen schräg angeschaut. Auch ihre Lieblingsbeschäftigung in der Freizeit, sich in Romane zu vertiefen, mache ihr jetzt keinen Spaß mehr.»Ich bin auf jeder Seite hängen geblieben und konnte mich überhaupt nicht mehr konzentrieren.« Oft habe sie dann an sich selbst gezweifelt und sich überfordert und wertlos gefühlt. Dazu kommt, dass sie schon seit über einem Jahr stark an Gewicht zugenommen hat.»Ich habe erst gar nicht gemerkt, dass ich immer mehr gegessen und fast zehn Kilo zugenommen habe. Vor allem mit der Schokolade habe ich meinen Frust runtergeschluckt. Wenn mich dann so eine wie meine besoffene Mutter als fett bezeichnet hat, war ich richtig wütend auf sie, aber auch ganz schön verzweifelt wegen mir selber.«

Das anfangs zähe, mittlerweile etwas flüssigere Gespräch mit Laura dauert inzwischen schon eine knappe halbe Stunde. Uns wird von draußen signalisiert, dass die nächsten Patienten, die im Vorraum warten, schon ungeduldig werden. Aber wir wollen unserer neuen Patientin, die sich heute, vielleicht zum ersten Mal überhaupt, so überraschend öffnet, noch etwas Zeit geben. Laura erzählt nun, wie sie während der letzten Monate wegen ihrer bedrückten Stimmung den Kontakt zu den ohnehin wenigen Freundinnen zusehends vermieden hat. Nur mit Chrissie, die sie schon seit ihrer Grundschulzeit kennt, bleibt sie noch in Verbindung. Ausgerechnet von ihrer besten Freundin weiß sie, dass das Ritzen der eigenen Haut mit scharfen Gegenständen angeblich irgendwie erleichternd und entspannend wirken soll. Und so beginnt Laura im Verborgenen auch mit diesen Selbstverletzungen, sie ritzt sich oberflächlich an von der Kleidung verdeckten Stellen.

Aus unserer klinischen Erfahrung wissen wir, dass selbstverletzendes Verhalten vor allem bei Mädchen in der Pubertät und Adoleszenz kein ganz seltenes Phänomen ist. Zu diesem auffälligen Verhalten kann es bei Jugendlichen einmal vorübergehend in unterschiedlichen psychischen Krisensituationen kommen, es muss keineswegs mit einer Selbsttötungsabsicht verbunden sein. Selbstverletzendes Verhalten kann aber auch Begleitsymptom von sehr ernsthaften psychischen Störungen im Jugendalter sein, etwa von Depressionen, Essstörungen, aber auch von früh beginnenden Persönlichkeitsstörungen vom Borderlinetypus, bei denen psychopathologisch unter anderem eine ausgeprägte emotionale Instabilität im Vordergrund steht. Betroffene Patientinnen haben gelernt, sich durch Ritzen oder Schneiden der eigenen Haut eine Art Spannungsabfuhr zu verschaffen. Wenn es ihnen psychisch schlecht geht, empfinden sie einen »Ritzdruck«. Aus welchen Gründen auch immer verfügen sie in diesem Moment über keine andere Möglichkeit, sich mitzuteilen oder auf sich aufmerksam zu machen. Manchmal kann dabei ebenso das oft unbewusste Motiv einer Selbstbestrafung von Bedeutung sein. Besonders problematisch ist in diesem Zusammenhang, dass selbstverletzendes Verhalten in Gleichaltrigengruppen durchaus »ansteckend« wirken kann und zur Nachahmung anregt – eine Erscheinung, die auch auf einer jugendpsychiatrischen Station zur besonderen Herausforderung für die Therapeuten werden kann.

Bei Laura sind die Selbstverletzungen, von denen sie uns berichtet, Symptome ihrer sich weiter verschlimmernden depressiven Entwicklung. Es sind bei ihr Warnsignale für eine zunehmende suizidale Gefährdung. In den letzten Wochen vor ihrem Suizidversuch zieht sich Laura aus ihrem gewohnten Umfeld weiter zurück. Sie spricht nur noch das Nötigste, fühlt sich aber weiterhin für ihre kleine Schwester wie eine Mutter verantwortlich, ist jedoch ihren Alltagsaufgaben immer weniger gewachsen. Schuldgefühle quälen sie. Gleichzeitig bemerkt sie bei sich ein schwer beschreibbares Gefühl der inneren Leere. Nachts verstärken sich ihre Schlafstörungen, häufig erwacht sie und kommt in ein endloses Grübeln. Vor allem am Morgen fehlen ihr jede Kraft und jeder Antrieb. In dieser Zeit stellen sich bei Laura zusätzlich sonderbare Empfindungen ein: etwa ein plötzliches Kältegefühl im ganzen Körper oder der subjektive Eindruck, sich im Bett plötzlich nicht mehr bewegen zu können.

Wahrscheinlich weil sich Laura niemandem im Gespräch mitteilen kann, greift sie nun in ihrer Not zum Kugelschreiber. Schon früher habe sie sich, wie sie uns erklärt, gelegentlich Tagebuchaufzeichnungen gemacht und für sie wichtige Erlebnisse aufgeschrieben. In einem Film, den sich Laura zu Hause gemeinsam mit ihrer Mutter und deren aktuellem Freund angesehen hat, begegnete ihr die Figur der Carlotta, einer von Todessehnsucht erfüllten jungen Frau, die sich im Meer das Leben nimmt. In ihrer stillen Verzweiflung beginnt sie, dieser Carlotta Briefe zu schreiben, sich ihr anzuvertrauen und sich mit ihr zu identifizieren – Briefe, die sie uns nach einigen Wochen, als es ihr längst wieder besser geht, wie zum Beweis der Existenz ihrer damaligen Phantasiegefährtin zeigen wird. Lauras Texte lesen sich wie der Versuch eines inneren Dialogs, in dem sie ihre Überforderung und Vereinsamung artikuliert und sich zum Schluss in düsteren Ankündigungen mit ihrem Todeswunsch beschäftigt. Während der letzten Tage vor ihrem Suizidversuch werden Lauras Angstzustände immer heftiger. Eines Abends, als sie allein in der Wohnung ist, beschließt sie, sich in der vollgelaufenen Badewanne mit einer Rasierklinge an der Pulsader zu schneiden. Von dieser Methode hatte sie schon öfter gehört.

Warum sie danach die Wunde mit einem Handtuch umwickelt und sich anschließend ins Bett gelegt habe, fragen wir sie. Laura kann oder will nicht antworten. Es ist aber genau diese Frage, die uns einen wichtigen therapeutischen Zugang zu Laura eröffnen wird. Könnte ihr Verhalten nach der suizidalen Handlung vielleicht ein Hinweis, ein Zeichen ihrer Hoffnung gewesen sein, in ihrer Not bemerkt zu werden und endlich die dringend notwendige Hilfe zu bekommen? Eine Unterstützung, die wir ihr hier in der Klinik gerne anbieten würden. Laura reagiert auf dieses Angebot zunächst reserviert, aber mit unübersehbarem Interesse. Wir alle haben den Eindruck, dass sie unsere für sie zweifellos anstrengende Visitenrunde nun immerhin etwas erleichtert verlässt. Und wir spüren, dass Laura, die im Augenblick noch an einer schweren Depression leidet, geholfen werden kann.

Der vollendete Suizid ist in Deutschland bei Kindern und Jugendlichen bis zum 20. Lebensjahr nach Unfällen die zweithäufigste Todesursache. Statistischen Angaben zufolge lag die Zahl der Fälle in den letzten Jahren zwischen 200 und 250 pro Jahr. Darüber hinaus muss von einer hohen Dunkelziffer ausgegangen werden, da es auch verdeckte Suizide gibt, zum Beispiel bei Unfällen oder bei Drogenkonsum. Es besteht jedoch aktuell bei der Suizidhäufigkeit im Kindes- und Jugendalter ein leicht abnehmender Trend, der sicherlich auch als Indikator für erfolgreiche Präventionsarbeit und Behandlungsstrategien interpretiert werden kann. Um ein Vielfaches höher als die vollendeten Suizide sind vor allem im Jugendalter die Suizidversuche, die oft einen demonstrativ-appellativen Charakter haben und immer ernst genommen werden müssen.

Suizidale Äußerungen und Handlungen sind ein häufiger Anlass für eine notfallmäßige Vorstellung in einer kinder- und jugendpsychiatrischen Klinik. Mehr als ein Drittel aller Patienten, die wir im Münchner Heckscher-Klinikum vollstationär aufnehmen, werden zu Beginn ihrer Behandlung als suizidal eingeschätzt. Die Zahl der jungen Patienten, die in unserer Klinik zur Beurteilung ihrer Suizidgefährdung vorgestellt werden, hat während der letzten Jahre deutlich zugenommen. An nicht wenigen Tagen sehen wir in unserer Ambulanz mehr als fünf mutmaßlich suizidale Jugendliche. Deren diagnostische Untersuchung und Behandlung gehört zu den wichtigsten, besonders schwierigen und verantwortungsvollen Aufgaben in einer kinder- und jugendpsychiatrischen Klinik.

Suizidversuche und Suizide vor dem 10. Lebensjahr sind eine Rarität. Dies liegt vermutlich daran, dass Kinder in diesem Alter meist noch über kein klares Todeskonzept verfügen. Etwa ab dem 12. Lebensjahr begegnen wir suizidalen Kindern und Jugendlichen mit steigender Tendenz. Mädchen verüben circa dreimal häufiger als Jungen einen Suizidversuch und bevorzugen dabei eher

»weiche« Methoden, darunter Tabletteneinnahme oder Schnitte am Handgelenk, wie sie auch Laura ausgeführt hat. Jungen neigen daneben auch zu »harten« Vorgehensweisen wie Erhängen, Springen aus der Höhe oder vor einen Zug. Ihre Suizidquote ist dreimal so hoch wie bei Mädchen.

Suizidalität im Jugendalter ist kein eigenständiges Krankheitsbild, sondern ein unspezifisches Symptom, das sich im Verlauf einer persönlichen Konfliktsituation beziehungsweise einer psychischen Störung akut oder schleichend entwickelt. Vor allem bei depressiven Störungen muss das Suizidalitätsrisiko beachtet und individuell eingeschätzt werden. Suizidalität kann aber auch bei anderen psychischen Erkrankungen wie etwa bei Angsterkrankungen, Essstörungen, Alkohol- und Drogenmissbrauch oder bei schizophrenen Psychosen auftreten. Besondere Risikokonstellationen für suizidales Verhalten von Kindern und Jugendlichen sind schwerwiegende und ungelöste Konflikte in ihren Familien. Dazu zählen zum Beispiel psychische Störungen der Eltern, etwa eine Suchterkrankung wie im Fall von Lauras Mutter, ein selbst erlebter sexueller Missbrauch, sexuelle Identitätsprobleme wie etwa im Umgang mit der eigenen Homosexualität oder schwer belastende Mobbingsituationen in der Schule. Auch Kriegserlebnisse mit sozialer Entwurzelung können im Rahmen einer posttraumatischen Belastungsstörung Suizidalität auslösen.

Nicht selten beobachten wir bei Jugendlichen – leider manchmal erst in der Rückschau – typische Stadien im Vorfeld einer suizidalen Handlung. Wir sprechen dann vom präsuizidalen Syndrom: In einer ersten Phase zieht sich der Gefährdete aus seiner gewohnten Umgebung zurück und beschäftigt sich gedanklich intensiver mit dem Thema Tod. Möglicherweise sucht er auch – das ist eine relativ neue Entwicklung – via Internet Anschluss an einen Suizidchatroom, um sich mit Gleichgesinnten auszutauschen. In einer zweiten Phase tritt bei ihm eine seine Familie und Freunde überraschende Gereiztheit und Aggressivität gegenüber anderen auf, die dann plötzlich wieder abklingt. Man bezeichnet dieses Phänomen als »Ruhe vor dem Sturm«. Schließlich kann es in einem dritten Stadium zu einer Aggressionsumkehr kommen. Der Betroffene äußert sich nun selbstkritisch und selbstabwertend, erwähnt womöglich erstmals vage Selbsttötungsabsichten und trifft außerdem konkrete Vorbereitungen. Und manchmal verfasst er auch einen Abschiedsbrief oder andere Aufzeichnungen so wie Laura, bevor er seine suizidale Handlung ausführt. Seltener gibt es aber auch bei Jugendlichen Suizidhandlungen, die sich scheinbar wie aus heiterem Himmel ereignen. Sie können Ausdruck einer impulshaften oder narzisstischen Wesensart sein und sich in einer »Kurzschlussreaktion« entladen. Meistens gab es auch einen besonderen Anlass, wie etwa einen Misserfolg oder ein subjektiv besonders kränkendes Erlebnis.

Lauras Suizidversuch war keine Kurzschlussreaktion. Er war ein Hilferuf am Ende einer langen Entwicklung, während deren sich das pflichtbewusste, sensible Mädchen zunehmend überfordert fühlte, immer mehr vereinsamte und schließlich die Orientierung verlor. Er ist zu verstehen als Signal in einer subjektiv ausweglosen Situation, in der offenbar kein Außenstehender Lauras innere Not und Hoffnungslosigkeit erkennen konnte, er ist ein Symptom einer ausgeprägten depressiven Störung. Trotz der Schwere ihrer seelischen Erkrankung wirkt Laura schon kurz nach ihrer stationären Aufnahme emotional ein Stück entlastet. Obwohl sie weiterhin stimmungsmäßig gedrückt und antriebsgemindert erscheint und sich vorerst auf Station meistens zurückzieht, vermittelt sie uns bald den Eindruck, dass sie froh ist über den verhältnismäßig glimpflichen Ausgang ihrer Handgelenksschnitte.

Im Rahmen der mehrwöchigen Therapie in unserer Klinik, die Laura jetzt bevorsteht, geht es uns um verschiedene Aspekte. Obwohl sich die Patientin vordergründig von ihren suizidalen Absichten distanziert hat, müssen wir sie vor allem während der ersten Tage sehr gut im Auge behalten, um mögliche Stimmungseinbrüche mit erneuter Suizidgefährdung schnell zu erkennen. Damit muss bei jungen depressiven Patienten nach einem Suizidversuch durchaus gerechnet werden. Deshalb ist die Station, in der Laura in einem Doppelzimmer ihren Platz hat, sehr übersichtlich gestaltet. Die Stationstür ist verschlossen, der begrünte und mit Büschen bepflanzte Stationsgarten verfügt über einen hohen Zaun, damit sich keiner entfernen kann. Ein solches geschlossenes, geschütztes kinder- und jugendpsychiatrisches Behandlungssetting ist immer dann erforderlich, wenn junge Patienten akut suizidgefährdet sind oder an anderen schweren psychischen Störungen leiden, die eine besondere Überwachung und Betreuung erforderlich machen. Der Aufenthalt dort sollte so kurz wie möglich sein und ist nur dann zulässig, wenn neben der medizinischen Indikation auch eine familienrichterliche Genehmigung und in aller Regel die elterliche Zustimmung vorliegen.

Lauras Mutter stimmt der Behandlung auf der geschützten Station sofort zu. Als wir sie am Tag nach der Aufnahme ihrer Tochter in die Klinik bitten, fällt neben ihrem etwas ungepflegten Äußeren sofort eine Alkoholfahne auf, die dem Gesprächspartner entgegenweht. Die Mutter bedankt sich für unsere Bemühungen und ist mit allen unseren Behandlungsvorschlägen einverstanden. Schnell will sie die Klinik wieder verlassen, ohne mit ihrer Tochter zu sprechen, weil sie alles selbst zu sehr mitnehme, wie sie sagt. Wir verdeutlichen ihr jedoch, dass wir auch auf ihre Mitarbeit dringend angewiesen sind, und vereinbaren noch in der gleichen Woche ein ausführliches Gespräch über ihre familiäre Situation. In den nächsten Wochen wird es uns erfreulicherweise gelingen, Lauras Mutter zur Behandlung ihrer Alkoholerkrankung in eine erwachsenenpsychiatrische Klinik zu vermitteln. Sie erlaubt uns auch, einen Kontakt zum zuständigen Jugendamt herzustellen. Gerade mit Blick auf ihre erst 8-jährige jüngere Tochter Jessica halten wir es für wichtig, die Möglichkeit einer freiwilligen Erziehungshilfe für die Familie zu erwägen. Als besonders hilfreich erweist sich darüber hinaus das Angebot von Lauras Tante Sophie, ebenfalls an unserer Behandlung mitzuwirken. Sie wird Laura regelmäßig besuchen kommen und sich später dazu bereit erklären, Jessica während des bevorstehenden Klinikaufenthaltes ihrer Schwester bei sich zu Hause zu betreuen.

Laura hat nach wenigen Tagen einen festen Platz in der Stationsgemeinschaft. Dies ist keine Selbstverständlichkeit in einer Aufnahmestation einer kinder- und jugendpsychiatrischen Klinik, die wegen ihrer Versorgungsverpflichtung häufig überbelegt ist und täglich neue Patienten aufnehmen und nach ihrer Stabilisierung möglichst rasch wieder entlassen oder weiterverlegen muss. Ganz im therapeutischen Vordergrund steht bei Laura am Anfang ein Beziehungsaufbau. Unmittelbar zuständig ist für sie neben dem Stationsarzt und der zuständigen Oberärztin das Pflege- und Erziehungsteam, und aus diesem Kreis ein spezieller Bezugsbetreuer. Ein vertrauensvoller emotionaler Rückhalt, dessen Aufbau nicht immer komplikationslos verläuft, ist jedes Mal die Grundlage für eine zielführende, erfolgreiche Behandlung. Laura bekommt nun die Gelegenheit, in Einzelgesprächen ihre Lebensgeschichte ausführlich zu beleuchten, ihre Probleme und Konflikte darzustellen und zu reflektieren. Dies ist im Zustand einer Depression wegen der gedrückten Stimmung und der oft vorhandenen gedanklichen Einengung zunächst nur eingeschränkt möglich und erfordert eine achtsame Begleitung. Wegen ihrer suizidal gefärbten depressiven Symptomatik, vor allem wegen ihrer weiterhin bestehenden massiven Schlafstörungen, wird Laura von uns in Absprache mit ihrer Mutter auf ein schlafförderndes Antidepressivum eingestellt, das sie bei guter Wirksamkeit und Verträglichkeit für einige Monate einnehmen wird. Erfahrungsgemäß sind bei schweren depressiven Störungen psychotherapeutische Maßnahmen, ob verhaltenstherapeutisch oder tiefenpsychologisch orientiert, viel effektiver, wenn beim erkrankten Patienten eine Regulation des gestörten Schlafes und eine gewisse Stimmungsaufhellung erreicht sind. Bei bestimmten antidepressiven Medikamenten ist von den Behandlern darauf zu achten, dass in Einzelfällen eine medikamentös bewirkte Antriebssteigerung möglicherweise auch erneut suizidale Gedanken anstoßen kann.

Gut zwei Wochen nach ihrer Aufnahme erlebe ich Laura wieder während der großen Visite im Aufenthaltsraum der Station. Ihr depressives Erscheinungsbild springt zwar nach wie vor ins Auge. Laura wirkt im Kontakt aber offener, ihre Körperhaltung ist aufrechter geworden, und sie nimmt jetzt Blickkontakt auf. Mit ernster Miene, aber etwas entspannter, berichtet sie davon, seit einigen Tagen wieder besser zu schlafen und morgens leichter aufstehen zu können. Die eigenartigen Körperempfindungen (»meine Kälteanfälle«) und die gelegentliche Starre beim Liegen sind bei ihr inzwischen ganz verschwunden. In der Erinnerung etwas verblasst ist mittlerweile auch ihre phantasierte Beziehung zu Carlotta und, wie sie uns sagt, ihre vor Kurzem noch so dranghafte Sehnsucht, »ganz weit weg« zu sein. Nach ihren persönlichen Wochenendplänen befragt, kündigt sie uns mit einem ersten vorsichtigen Lächeln den Besuch ihrer Mutter mit Jessica in der Klinik an.

Drei Wochen nach ihrem Suizidversuch soll Laura auf die offene Jugendlichenstation wechseln. Bemerkenswert ist, wie schwer ihr der Abschied von der geschlossenen Station fällt, obwohl sie auf der offenen Station über mehr Bewegungsfreiheit verfügen wird. Sie hat am Vortag für alle Mitpatienten und Therapeuten einen Kuchen gebacken, davon selbst aber nur ein kleines Stück gegessen, weil sie jetzt, auch mithilfe der Betreuer, besonders auf ihr Gewicht achten will. Immerhin hat sie schon zwei Kilo abgenommen. Auch einige Mädchen von der Station werden sie vermissen. Dreien von ihnen hat Laura vor ihrer Verlegung mit ihren Friseurkünsten noch die Haare gemacht.

Laura wird weitere vier Wochen auf der offenen Jugendlichenstation bleiben. Ihre depressiven Symptome bilden sich weiter zurück. Laura bekommt wieder mehr Schwung, ihre Stimmung hellt sich auf, und sie zeigt neue Interessen. In der Kunsttherapie malt sie Bilder, die mit der Zeit ausdrucksstärker und bunter werden. Besonders engagiert arbeitet sie an der Gestaltung einer

Säule im Treppenhaus mit, die mit phantasievoll gehäkelter Wolle »neu eingekleidet« wird. Hin und wieder kommt es bei Laura aber auch zu Stimmungsschwankungen. Zwischen ihr und einer Mitpatientin, einer essgestörten Gymnasiastin, die sich gern etwas über Lauras Figur lustig macht, gibt es gelegentlich Spannungen, die Laura irritieren und deprimieren. Diese besondere Verletzlichkeit wird gemeinsam mit der Stationspsychologin bearbeitet. Es geht in diesen Sitzungen dann um das Zusammenspiel von negativen Gedanken, Gefühlen und Ereignissen, um das eigene Selbstwertempfinden und den Umgang mit Kritik. Laura, die sich gerne schriftlich äußert, wird vorgeschlagen, ein Stimmungstagebuch zu führen, um damit Zusammenhänge zwischen Erlebnissen und eigenen Emotionen besser zu verstehen. Außerdem wird in der Stationsgruppe mit den anderen Patienten das Thema »Selbstverletzung« aufgegriffen. Mehrere Jugendliche sind von dieser Problematik betroffen. Laura, die seit ihrer Aufnahme von selbstschädigendem Verhalten völlig Abstand genommen hat, kann hier aus ihrer Erfahrung wichtige Diskussionsbeiträge leisten.

Während der letzten beiden Wochen ihres Aufenthaltes arbeitet Laura schon wieder für einige Stunden am Tag als Lehrling in ihrem Friseurgeschäft. Ihr einigermaßen verständnisvoller Meister ist mit dieser Regelung einverstanden. Laura, der dieses Arrangement zunächst etwas peinlich ist, findet ihre Tätigkeit noch ziemlich anstrengend. Abends auf Station erzählt sie in der Gruppe beim Tagesrückblick aber mit gewissem Stolz von ihrem Job und von neuen Frisuren, die gerade ausprobiert werden.

Laura wird nicht nach Hause entlassen. Mit der Mutter und dem Jugendamt haben wir vereinbart, dass Laura für die nächste Zeit in einer therapeutischen Wohngruppe leben wird. Zumindest so lange, bis die Mutter ihre stationäre Entzugs- und Entwöhnungstherapie hinter sich gebracht und die häusliche Situation sich geklärt hat. Ambulant wird Laura in Zukunft von einem niedergelassenen Kinder- und Jugendpsychiater betreut werden. Bei der letzten großen Visite frage ich Laura, die keineswegs mehr bedrückt und hoffnungslos wirkt und mir einen weitgehend stabilen psychischen Eindruck vermittelt, was ihr bei uns in der Klinik denn am meisten geholfen habe. Und Laura, die erst vor sieben Wochen nach einer langen depressiven Phase nicht mehr leben wollte, antwortet mir: »Das Schönste hier war eigentlich die Geborgenheit und das Zusammensein mit den anderen Jugendlichen.« Ein bisschen habe ich dieses spontane Urteil von Laura auch als Kompliment für uns aufgefasst.

▶ ▶ **Über·Depression**

Die Depression ist eine häufige psychische Störung, die in allen Lebensabschnitten auftreten kann. Bei ihr stehen länger andauernde Zustände mit ausgeprägter Niedergeschlagenheit und Bedrücktheit im Vordergrund (lateinisch *deprimere* = niederdrücken). Depressivität ist oft das Leitsymptom bei den sogenannten affektiven Störungen (Stimmungsstörungen). Während bei den seltener betroffenen jüngeren Kindern die eigentliche depressive Symptomatik durch Lustlosigkeit, Kreativitätsmangel, leichte Reizbarkeit und eine Neigung zu körperlichen Beschwerden wie Bauch- oder Kopfweh überlagert wird, gleicht sich die depressive Symptomatik von Schulkindern und Jugendlichen mit fortschreitendem Alter derjenigen von erwachsenen Patienten immer mehr an. Bereits ab dem frühen Jugendalter besteht bei einer Depression das Risiko der Suizidalität. Suizidale Gedanken und Handlungen von Jugendlichen müssen immer sehr ernst genommen werden. Selbstverletzendes Verhalten wie Ritzen oder Schneiden der Haut ist etwa ab dem 13. Lebensjahr ein relativ verbreitetes Symptom – nicht selten im Rahmen einer depressiven Störung. Mädchen sind davon häufiger als Jungen betroffen.

Ein betroffener Jugendlicher ...

- ... empfindet keine Freude mehr, ist bedrückter und niedergeschlagener Stimmung
- ... ist lust- und antriebslos, hat das Interesse an früheren Aktivitäten verloren und erlebt einen Leistungsabfall in der Schule
- ... verspürt unabhängig von der Tageszeit Müdigkeit und Konzentrationsschwäche
- ... neigt dazu, sich von seinen Bezugspersonen zurückzuziehen
- ... leidet unter Schuldgefühlen, Ängsten, Selbstvorwürfen und vermindertem Selbstvertrauen
- ... klagt oft über Ein- und Durchschlafstörungen und diverse körperliche Beeinträchtigungen
- ... empfindet nicht selten Appetitmangel oder -steigerung
- ... zeigt manchmal selbstverletzendes Verhalten, zum Beispiel durch Ritzen oder Schneiden der Haut – aber: Selbstverletzendes Verhalten ist nicht grundsätzlich Ausdruck einer suizidalen Absicht; oft dient

es dem Loswerden von innerer Spannung, der Selbstbestrafung oder der Aufmerksamkeitssuche
- ... beschäftigt sich möglicherweise mit dem Thema Tod und Suizid; kündigt einen Suizid in Tagebüchern, Briefen oder Chatrooms an; verfolgt konkrete Planungen; eventuell wurden bereits in der Vergangenheit Suizidversuche unternommen

Mögliche Ursachen

- Genetische Dispositionen können eine Bedeutung haben
- Ungünstige Entwicklungsbedingungen wie inkomplette Familienstrukturen (zum Beispiel durch Scheidung oder Verlust eines Elternteils), psychische Erkrankungen bei den Eltern (zum Beispiel Depression, Alkohol- oder Drogensucht), emotionale Vernachlässigung, sexueller Missbrauch, Armut, soziale Ausgrenzung und schulische Überforderung sind wesentliche Faktoren für die Entwicklung einer Depression bei Kindern und Jugendlichen
- Zusätzliche psychische Störungen des Kindes beziehungsweise des Jugendlichen erhöhen sein Depressionsrisiko; das gilt vor allem dann, wenn diese Störung (zum Beispiel Lese-Rechtschreib-Störung, ADHS, Essstörung, Suchtstörung etc.) nicht erkannt und entsprechend behandelt wurde
- Der Einfluss von äußeren Faktoren als Depressionsauslöser ist umso stärker, je jünger die Betroffenen sind
- Wichtig: Bereits im Jugendalter gibt es auch meist phasenhaft verlaufende depressive Zustandsbilder

ohne erklärbare äußere Verursachung (endogene Depression)

In der (stationären) Therapie …

- …werden die betroffenen jungen Patienten alters- und situationsangemessen aufgeklärt und beraten und entsprechend ihrer Symptomatik intensiv betreut (zum Beispiel bei Suizidalität)
- …werden die Eltern oder Bezugspersonen in die Behandlung mit einbezogen
- …werden verhaltens- und andere psychotherapeutische Therapieformen angewandt
- …werden folgende Kernziele verfolgt: Klärung und Abbau von Konflikten und belastenden Faktoren im Lebensumfeld (Familie, Schule, Beruf etc.); Aufbau positiver Aktivitäten; Förderung und Bewusstmachung vorhandener Ressourcen (zum Beispiel durch Kunst-, Musik- und Sporttherapie); Steigerung von Selbstwert und Selbstsicherheit; Erlernen von Problemlösungsstrategien, um vor allem negative und autoaggressive Selbstregulation (selbstverletzendes Verhalten, Suizidgedanken) zu unterbinden; Training sozialer Kompetenzen
- …kommt neben den psychotherapeutischen Maßnahmen eine Behandlung mit Psychopharmaka (Anxiolytika, Antidepressiva) infrage, wenn die depressive Symptomatik stark ausgeprägt ist

Chancen

Die Diagnose einer Depression ist bei Kindern und Jugendlichen manchmal schwieriger als im Erwachsenenalter zu stellen, da in dieser Lebensphase alters- und reifungsabhängige Phänomene eine besonders wichtige Rolle spielen. Entwicklungsbedingte Ängste, Sorgen und Verstimmungen können auch vorübergehend bei gesunden Heranwachsenden auftreten. Dennoch ist es wichtig, depressive Symptome rechtzeitig zu erkennen, diese nicht zu bagatellisieren und fachliche Hilfe in Anspruch zu nehmen. Die Abklärung von Suizidalität und die Behandlung von selbstmordgefährdeten Jugendlichen gehören zu den wichtigsten und verantwortungsvollsten Aufgaben des Kinder- und Jugendpsychiaters. Durch ambulante und stationäre Interventionen lassen sich viele depressive und suizidale Krisen entschärfen und erfolgreich behandeln. Unbehandelte depressive Störungen bedeuten für betroffene Kinder und Jugendliche ein erhebliches Entwicklungsrisiko und können zur Chronifizierung führen.

Nachwort

Kinder und Jugendliche machen mehr als ein Fünftel unserer Bevölkerung in Deutschland aus. Psychische Beeinträchtigungen und Störungen sind in dieser Altersgruppe keineswegs seltener als bei Erwachsenen. Zuständig im medizinischen Sinn sind für diese Störungsbilder in erster Linie die Kinder- und Jugendpsychiatrie und -psychotherapie, die in Kliniken und Praxen ihr diagnostisch-therapeutisches Angebot den Betroffenen und ihren Familien zur Verfügung stellt. Wichtig ist neben einer guten Zusammenarbeit unseres Faches mit der Pädiatrie und den niedergelassenen Kinder- und Jugendlichenpsychotherapeuten auch die Kooperation mit der Erwachsenenpsychiatrie. Denn manche psychischen Störungen, die erstmals in Kindheit und Jugend in Erscheinung treten, bilden sich trotz psychiatrischer Therapie leider nicht zurück. Sie können sich im Erwachsenenalter fortsetzen und müssen dann weiterbehandelt werden.

Ganz im Interesse der Patienten ist außerdem eine engmaschige Vernetzung und Kooperation unserer fachlichen Arbeit mit anderen Institutionen: mit den Einrichtungen der Jugendhilfe, auf deren Unterstützungsmöglichkeiten betroffene Kinder und Familien oft zusätzlich angewiesen sind. Mit den Kindergärten und

Schulen, wo psychische Auffälligkeiten nicht selten zum ersten Mal bemerkt werden und wo geheilte oder stabilisierte Kinder nach einer stationären Therapie in aller Regel wieder ihren Platz finden sollen. Mit therapeutischen Heimen und Wohngruppen, die einige unserer Patienten nach einem Klinikaufenthalt vorübergehend oder längerfristig aufnehmen und weiterbetreuen.

Nicht zuletzt spielt natürlich auch die Politik eine große Rolle, die mit gesetzgeberischen Maßnahmen die Weichen für eine Erfolg versprechende Förderung und Entwicklung von benachteiligten, auffälligen und psychisch kranken Kindern und Jugendlichen stellen muss. Dies betrifft vor allem das weite Feld der Prävention, der Früherkennung, der Bereitstellung von ausreichend stationären und ambulanten Therapieplätzen und – im Zusammenwirken mit den Krankenkassen – der Finanzierung oft aufwendiger und kostenintensiver Behandlungen.

Heute kann der Kinder- und Jugendpsychiater, wenn er die letzten 25 Jahre Revue passieren lässt, vor allem eines feststellen: Gleichgültig in welcher deutschen Region er auch arbeitet, ob in einer Praxis oder in einer Klinik, er ist gefragter denn je. Zuwachsraten bei der Inanspruchnahme von psychiatrischer Hilfe von jährlich zehn bis 20 Prozent, vorrangig im ambulanten Bereich, und oft überbelegte Stationen könnten zunächst als Beleg für eine drastische Zunahme psychischer Störungen im Entwicklungsalter gedeutet werden – vor allem wenn man bedenkt, dass die geburtenstärkeren Jahrgänge bereits den Kinderschuhen entwachsen sind. Analysieren wir die Krankheitsmuster der gegenwärtigen Kinder- und Jugendgeneration genauer, so ist zudem ein Trend weg von den überwiegend körperlichen hin zu den im weitesten Sinn psychosozialen Störungen unübersehbar.

Die zunehmende Nachfrage und Inanspruchnahme eines fundierten kinder- und jugendpsychiatrischen Angebots hat jedoch noch weitere Gründe. So sind während des letzten Jahrzehnts im Zuge der Regionalisierung der Psychiatrie etwa allein im Bereich des Heckscher-Klinikums neben dem Stammhaus in München-Obergiesing, der therapeutischen Wohngruppe in Schwabing und der Filiale auf der Rottmannshöhe am Starnberger See in Oberbayern fünf zusätzliche Abteilungen entstanden.

Ein wesentlicher Aspekt ist sicherlich auch, dass sich im Verlauf der zurückliegenden Jahre das Fachwissen und das Repertoire an Möglichkeiten bei der Erkennung, Diagnostik, Therapie und Rehabilitation ständig erweitert und verbessert haben. Dieser Erfahrungszuwachs ist auch den kinder- und jugendpsychiatrischen Universitätskliniken zu verdanken. Sie haben sich in Deutschland während der letzten Jahrzehnte an immer mehr Standorten etabliert und die Forschung und Lehre in unserem Fachgebiet vorangetrieben.

Darüber hinaus führt die starke Medienpräsenz der Thematik zu einem steigenden Bekanntheitsgrad unseres Fachgebietes und somit zur Enttabuisierung psychischer Erkrankungen und zur Abnahme der Schwellenangst vor einem Besuch beim Kinder- und Jugendpsychiater. Viele Eltern und professionell mit verhaltensauffälligen Kindern und Jugendlichen Befasste fragen heute häufiger und schneller als früher um Rat und Unterstützung nach, weil sie besser informiert sind und damit auch achtsamer im Umgang mit auffälligem Verhalten werden.

Dies hatte zur Folge, dass den Institutionen der Kinder- und Jugendpsychiatrie – nach dem Motto »Angebot schafft Nachfrage« – immer mehr Patienten mit psychischen Störungsbildern beziehungsweise entsprechenden

Verdachtsmomenten vorgestellt werden. Viele von ihnen wären in der Vergangenheit überhaupt nicht erkannt oder fachlich nur inadäquat versorgt worden.

Gibt es aber heute tatsächlich mehr psychisch kranke Kinder und Jugendliche als früher? Während die epidemiologischen Zahlen insgesamt auf keinen dramatischen Anstieg des gesamten Störungsspektrums hindeuten, können wir jedoch folgenden Trend registrieren: Entsprechend aktuellen Untersuchungen zur seelischen Gesundheit von Kindern und Jugendlichen finden sich bei gut 20 Prozent dieser Altersgruppe psychische und psychosomatische Auffälligkeiten, die im Verlauf der Entwicklungsjahre zumindest einmal diagnostisch abgeklärt werden sollten. Diese Quote liegt zwar nicht wesentlich höher als in ähnlichen Studien vor 30 Jahren. Aber heute sieht man die Notwendigkeit einer nachhaltigen therapeutischen Intervention nicht mehr wie früher bei nur einem Viertel, sondern bereits bei etwa der Hälfte der als auffällig identifizierten Kinder.

Im klinischen Alltag entsteht der Eindruck, dass man aktuell einigen Störungsmustern öfter als noch vor einiger Zeit begegnet. Dazu zählen Kinder mit umschriebenen, nicht selten kombinierten Entwicklungsstörungen, zum Beispiel im Bereich Sprache, Lesen, Schreiben oder Rechnen. Oft geraten sie aufgrund ihrer Störung in schulische Nöte und eine soziale Außenseiterposition. Außerdem begegnen wir verstärkt Kindern, die schon in den ersten Grundschuljahren beginnende Störungen des Sozialverhaltens vor allem aggressiv-expansiver Tönung aufweisen. Häufiger sehen wir auch Vorschul- und Schulkinder mit einer Aufmerksamkeitsdefizit-Hyperaktivitätsstörung (ADHS), die unbehandelt eine erhebliche Gefährdung in ihrer familiären, schulischen und sozialen

Integration in sich bergen kann. Nicht zu übersehen ist zudem die steigende Anzahl von jungen Patienten (oft handelt es sich sogar noch um Kinder) mit einem sehr früh einsetzenden Alkohol- und Drogenmissbrauch. Und neuerdings ist die Computer- und Internetsucht ein Thema, das immer stärker in den Fokus unserer Aufmerksamkeit rückt. Schließlich kommen nicht wenige Kinder und Jugendliche mit einer aus unterschiedlichen Gründen bereits länger andauernden Schulverweigerung zu uns.

Mit Beginn der Pubertät werden darüber hinaus öfter als bisher in Praxis und Klinik vor allem Mädchen mit Magersucht und Jugendliche nach auto- oder fremdaggressiven Erregungsdurchbrüchen oder auch depressiv-suizidalen Krisen vorgestellt. Signifikant gestiegen ist die Zahl der Fälle, in denen Kinder und Jugendliche aufgrund von Angststörungen und depressiven Erkrankungen bei uns erscheinen. Nicht zu vergessen schließlich ist die zahlenmäßig größer gewordene Gruppe derjenigen jungen Patienten, die, dank des Fortschritts in der Pädiatrie, Komplikationen als Frühgeborene, ein früh erlittenes Schädel-Hirn-Trauma, eine Krebs- oder auch eine Stoffwechselerkrankung überlebt haben. Denn wegen ihrer Vorgeschichten tragen sie ein etwas erhöhtes Risiko für spätere psychische Störungen in sich.

Keine Seltenheit ist in der kinder- und jugendpsychiatrischen Klinik das Phänomen, dass bei einem jungen Patienten nicht nur eine, sondern gleich zwei oder mehrere psychische Störungen nebeneinander bestehen. Darauf bin ich bereits im Vorwort kurz eingegangen. Wir sprechen dann von Komorbidität: eine besondere Problematik, mit deren Zusammenhängen und Wechselwirkungen sich unser Fachgebiet erst in jüngerer Vergangenheit intensiver befasst hat. So kann zum Beispiel ein Bub mit einem Aspergersyndrom parallel zu seinen autistischen Verhaltensweisen eine ADHS-Symptomatik entwickeln, die im Pubertätsalter darüber hinaus in eine Sozialverhaltensstörung mündet. Gerade diese komplexen Störungsbilder stellen uns Therapeuten oft vor besondere Aufgaben.

Gewiss gibt es für den aktuellen Trend, dass wir öfter als früher Kindern und Jugendlichen mit erheblichen psychischen Problemen begegnen, außer einer erhöhten Sensibilität der Umgebung weitere gesellschaftliche Faktoren. Oft sind solche Aspekte für sich allein genommen aber nicht ausschlaggebend für die Entstehung eines psychischen Fehlverhaltens beim Kind. Das Störungsrisiko wächst jedoch, wenn mehrere negative Einflüsse auf eine ungünstige kindliche Veranlagung treffen und sich zu einem Ursachenbündel zusammenfügen.

Nur beispielhaft seien hier einige Gesichtspunkte erwähnt: ein erhöhter Leistungsdruck und Stress in der Schule, in der Ausbildung oder im Berufsleben und eine Reizüberflutung in der subjektiv ohnehin knapper werdenden Freizeit. Beides wird gegenwärtig nicht nur von Erwachsenen beklagt, sondern auch von vielen Kindern und Jugendlichen registriert. Zudem trifft man heute nicht selten auf Eltern, die offensichtlich mit erstaunlich geringen Kompetenzen ausgestattet sind, wenn es gilt, kleinere seelische Probleme ihrer Kinder selbst zu regulieren. Das kann an einer elterlichen Überlastung im Alltag mit daraus resultierendem Zeitmangel für die Kinder, an persönlichen Konflikten der Eltern untereinander oder an einer psychischen Erkrankung eines Elternteils – etwa einer Sucht – liegen. Andere Eltern wiederum agieren übertrieben fürsorglich oder können keine erzieherischen Grenzen setzen. Aber auch unrealistische Erwartungshaltungen im Hinblick auf den schulischen Erfolg können zu einer Überforderung führen und etwa Depressivität und Angst beim Kind mitbedingen.

Überhaupt machen verschiedene Fachleute auch den Rückgang von funktionierenden, generationsübergreifenden Familiennetzwerken für einen Anstieg der Inanspruchnahme psychiatrisch-psychotherapeutischer Hilfsangebote verantwortlich. Eine intakte Familie, in der beide Elternteile präsent und vielleicht noch die Großeltern vor Ort sind, kann ein seelisch auffälliges Kind natürlich bis zu einem gewissen Grad auffangen und stabilisieren. Aber diese Voraussetzungen sind eben nicht in jedem Fall gegeben.

So scheint, zumindest statistisch gesehen, die Zunahme von Familien mit einem alleinerziehenden, dabei nicht selten überforderten Elternteil die Entstehung psychischer Erkrankungen bei Kindern mit zu begünstigen. Als weiterer sozialer Risikofaktor ist in unserem Land schließlich die steigende Quote von Kindern und Jugendlichen mit einem Armuts- oder einem problematischen Migrationshintergrund zu erwähnen.

Dies alles sind Herausforderungen nicht nur für die Kinder- und Jugendpsychiatrie, sondern für unsere gesamte Gesellschaft und natürlich vor allem für die betroffenen Eltern und Familien.

Es wäre aber ein großes Missverständnis, die Ursachen von psychischen Störungen einseitig und unreflektiert als Folgen von ungünstigen gesellschaftlichen Entwicklungen und elterlichem beziehungsweise pädagogischem Versagen zu verstehen. Solche Fehlinterpretationen haben – das lehrt übrigens auch die Geschichte der Kinder-

und Jugendpsychiatrie – wiederholt zu unangemessenen oder gar falschen Bewertungen des Einflussfaktors Umwelt oder der Rolle der Eltern bei der Entstehung von seelischen Erkrankungen geführt.

Die Entstehung einer psychischen Störung im Kindes- und Jugendalter hängt maßgeblich ebenso von der genetischen Disposition des Patienten und von biologisch-organischen Faktoren ab. Werden diese inneren Komponenten nicht angemessen berücksichtigt, kann das den Erfolg der Behandlung sehr beeinträchtigen. Denn gar nicht so selten begegnen wir bei unserer klinischen Arbeit Kindern, die psychisch erkrankt sind, obwohl sie zu Hause von ihren Eltern im Kreis der Familie verantwortungsvoll und engagiert betreut werden und auch in ihrem sozialen Umfeld gut integriert erscheinen. Uns muss also klar sein, dass seelische Störungen im Entwicklungsalter keineswegs nur auf Einflüsse von außen zurückzuführen sind und dass sie in allen gesellschaftlichen Schichten auftreten können.

Wie eingangs schon festgestellt: Grundsätzlich kann jedes Kind und jeder Jugendliche einmal seelisch erkranken und dann unsere Unterstützung und Behandlung brauchen. Wenn wir mit diesem Buch etwas dazu beitragen können, dass Eltern, Familien und alle, die mit Kindern und Jugendlichen leben und arbeiten, eine erste Orientierung für diesen Fall bekommen, dann hat es seinen Zweck erfüllt.

Dank

Wir danken unseren Frauen Angelika Trepte-Freisleder und Barbara Hordych für ihre liebevolle Geduld und seelische Betreuung bei der Entstehung dieses Buchs. Für ihre unverzichtbare Hilfe und ihr unermüdliches Vorantreiben des Projekts danken wir Kristin Rotter, ohne die dieses Buch nicht vollendet worden wäre. Wir danken Katharina Wulffius für ihre konstruktiven Anregungen und die sorgfältige Redaktion des Manuskripts. Irene Englberger danken wir für die akkurate Transkription des Manuskripts von Franz Joseph Freisleder und die logistische Unterstützung. Außerdem danken wir Verleger Marcel Hartges, dass er diesem auf Anregung des Piper Verlags zustande gekommenen Projekt zu jeder Zeit seine volle Unterstützung geschenkt hat. Joachim Käppner danken wir als einem wahren Freund, der unsere Bemühungen mit seinem alle kleinen und großen Schaffenskrisen relativierenden Humor begleitet hat.

Register

249

Psychische Störungen bei Kindern und Jugendlichen

- Was sind die häufigsten psychischen Störungen bei Kindern und Jugendlichen?
- Wie können sich betroffene Familien bei ADHS, Magersucht oder Depression helfen?
- Welche Faktoren spielen bei psychischen Erkrankungen von Kindern eine Rolle?

Mehr erfahren im Interview mit
Franz Joseph Freisleder

https://www.youtube.com/watch?v=-j517rjuO3k

Dafür einfach eine der kostenlosen Apps zum Scannen von QR-Codes auf Smartphone oder Tablet laden.